中药固体制剂技术理论与实践

主编 冯怡

U0308181

中国中医药出版社

·北京·

图书在版编目（CIP）数据

中药固体制剂技术理论与实践/冯怡主编 . —北京：中国中医药出版社，2017. 3

ISBN 978 - 7 - 5132 - 2464 - 2

Ⅰ. ①中… Ⅱ. ①冯… Ⅲ. ①固体 - 剂型 - 中药制剂学 Ⅳ. ①R283. 62

中国版本图书馆 CIP 数据核字（2015）第 079349 号

中 国 中 医 药 出 版 社 出 版
北京市朝阳区北三环东路 28 号易亨大厦 16 层
邮政编码 100013
传真 010 64405750
廊坊市三友印务装订有限公司印刷
各地新华书店经销

*

开本 710 × 1000 1/16 印张 14. 5 字数 259 千字
2017 年 3 月第 1 版 2017 年 3 月第 1 次印刷
书 号 ISBN 978 - 7 - 5132 - 2464 - 2

*

定价 48. 00 元
网址 www. cptcm. com

陈　序

　　中药制剂的起源可追溯至夏禹时代。从战国时期直至近代，关于中药剂型、制法、制药理论在各个时期均有明确的文字记载。当今时代，中药制剂的研究与规模化生产得到了快速发展，面貌已发生巨大变化，但同时也面临不少挑战。如何提高中药制剂的生产水平，如何通过控制中药制剂的生产过程保证产品质量的均一稳定，如何将"质量源于设计"（Quality by design，QbD）的现代制剂生产理念与传统中药制剂相结合，是中药制剂研究与生产领域中亟需关注并深入探索的问题。

　　由于中药复方制剂原料组成的复杂性，与化学药物制剂相比，目前中药复方制剂的剂型选择与工艺设计理论相对粗放，中药制剂的质量控制主要依靠终端检验。事实上，一个疗效稳定的中药制剂除与药材质量相关外，与制剂制备过程的控制密切相关，包括提取分离、浓缩、干燥、制剂成型等在内的每一个工艺环节中诸多因素都可能影响中药制剂的质量。但有关中药制剂制备过程的工艺环节与制剂质量相关性研究还远远不够，成为制约中药制剂生产实现过程可控的瓶颈。

　　"世之奇伟、瑰怪、非常之观，常在于险远，而人之所罕至焉，故非有志者不能至。"上海中医药大学冯怡教授致力于中药制剂技术理论与应用研究凡数十年，由她领衔的研究团队，从中药制剂原料物理属性的角度"遍尝百草"，开展了大量基础研究工作，逐渐摸索出适用于中药固体制剂制备工艺环节与制剂质量相关性研究的技术路线和方法，并结合生产实际，提出了许多有效解决生产过程中出现问题的具体方法。现在，将多年积淀的研究成果汇集成本专著，呈现给各位读者，令人倍感欣喜。该书丰富和充实了中药药剂学的制备理论、生产技术、质量控制等方面的内容，为中药制剂学科的进一步发展奠定了扎实的基础，是一本值得向广大中药药剂研究者、生产者、学习者推荐的优良参考书，也是一本配合中药药剂学教学的优良参考书。

上海中医药大学　陈凯先

中国科学研究院上海药物研究所

2016 年 8 月 17 日

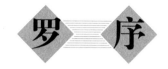

罗　序

中医药学凝聚着深邃的哲学智慧和中华民族几千年的健康养生理念及实践经验，是中国古代科学的瑰宝，也是打开中华文明宝库的钥匙，是我国文化软实力的重要体现。中药药剂学是以中医药理论为指导，运用现代科学技术研究中药药剂的制备理论、生产技术、质量控制与合理应用等内容的综合性应用技术科学，与中药制剂的安全、有效和稳定密切相关，也影响着生产企业的成本效益以及患者服药的依从性。

由于中药制剂原料多为混合物，其组成复杂且理化性质表征困难，其中已知或可测成分极少，难以进行系统的药物体内过程研究。因此，与化学药物制剂相比，中药制剂的处方前设计和工艺研究依据缺乏。目前，剂型的选择和制剂工艺的优化主要依据临床需要、服用剂量以及有效成分或指标成分提取率或转移率等。

中药制剂的质量与药材质量、制剂制备过程密切相关。中药制剂的制备包括提取分离、浓缩、干燥、制剂成型等多个工艺环节，每一个环节的各种因素都可能影响中药制剂的质量。但是，目前有关制备过程的工艺环节与制剂质量相关性的研究还远远不够，制剂过程中究竟应该控制什么，怎样控制，才能生产出合格的中药制剂产品，是我们中药药剂工作者应该关注的研究课题。

上海中医药大学冯怡教授多年来致力于中药制剂技术理论与应用的研究，她所领衔的团队从中药制剂物理属性的角度做了大量的基础研究工作，逐渐摸索出一系列适合于中药固体制剂的研究思路和技术方法，并结合生产过程出现的一些常见问题，提出了具体的解决方案。经过多年的努力，将研究成果汇集成了此专著。书中大多数内容源自编者的研究内容和结果，既有理论与原理，技术与工艺，又有应用实例。该书充实了中药药剂学的制备理论、生产技术、质量控制等各方面的内容，为本学科的进一步发展奠定了扎实的基础，是一本值得向广大中药药剂研究者、生产者、学习者推荐的参考书，也是一本配合中药药剂学教学的参考书。

湖南中医药大学 罗丰英

2016 年 3 月 12 日

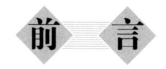

前　言

　　药剂学发展至今已有一百多年的历史，现代制药技术在中药制剂生产中也得到了越来越广泛的应用。从 1986 年第一本教科书出版至今，中药药剂学作为一门独立的学科，其学科内容还远没有完善。中药制剂研究生产中所采用的技术方法多数沿用化学药物制剂技术，其适用性仍存在许多尚未解决的问题，且与中药药剂学相关的基础理论研究几乎处于空白。

　　化学药物制剂在制剂原料药理化性质、体内过程等相关研究的基础上，进行制剂处方的优化及剂型的设计，从而得到能充分发挥临床治疗优势的制剂产品。中药制剂以天然产物（饮片）为原料药，成为制剂产品前一般需进行提取、分离、除杂等工艺步骤，所得到的提取物（制剂原料）多为化学组成复杂的浸膏（或有效部位），其理化性质表征困难，也难以进行相应的体内过程研究。除根据临床需求外，中药制剂的剂型选择多由制剂原料的单次服用量所决定。如单次服用量大于 2 克的浸膏，即不适合制成胶囊剂或片剂。质量标准也多以制剂中含量甚微的指标成分或有效成分作为控制指标。由于中药制剂中的可控成分极少，因此终端产品的质量合格，并不代表整个生产过程的质量可控。

　　中药制剂生产长期以来都是采用比较传统的生产方式，产品质量依靠终端控制远远多于过程控制，产品的研发理念也较少考虑工艺过程对产品最终质量的影响。而且，对所生产的对象即饮片、中药制剂原料的产品属性和可生产属性不够了解，对其在生产过程中可能发生的问题不可预测，多数情况下依靠经验判断。由此，难以找到影响生产工艺过程和产品质量的关键可控点。

　　本书中通过数字化表征中药制剂原料物理属性，解析其物理属性、成型工艺与制剂质量之间的关系，不仅可以帮助我们科学、合理地设计中药制剂成型工艺，还可以帮助我们从中发现影响中药制剂质量的各种可能因素以及它们的影响程度，预测中试放大和生产过程中可能出现的问题，节省研发费用，从而摆脱目前在中药成型工艺摸索的过程中主要依靠经验，而没有具体数据和基础理论支撑的困惑，有望为今后中药制剂的生产进入过程可控阶段而奠定基础。

本书以中药固体制剂作为论述对象，对于整个制剂生产过程中的蒸发、干燥、制粒、制丸、压片等各个工艺阶段，进行了制剂原料物理属性与工艺过程及产品质量之间的相关关系研究，对各个工艺阶段及技术方法的适宜性进行了理论与实践的探讨，并针对中药固体制剂研究与生产过程极易出现的各种问题，从改善制剂原料物理属性角度，提出了解决思路与具体的技术方法，为中药药剂学学科逐步走向科学化，为中药制剂产品逐步实现生产现代化奠定了扎实的理论基础和实践方向。

本书分为八章。第一章为绪论，对中药药剂的发展进行了回顾，对中药制剂生产研究现状进行了分析，并提出了我们对今后如何发展的思考。第二章对中药制剂原料的物理属性及表征方法进行了系统的梳理，针对中药制剂原料所特有的黏性、软化点、吸湿特性等建立了新的表征方法。第三章论述了中药提取液在浓缩过程中，浓缩液的流体学性质、沉降性、澄明度等物理属性与浓缩温度、浓缩压力、膜孔径和浓缩时间等各工艺参数之间的相关关系，并结合浓缩工艺过程对中药制剂原料特征图谱的影响，选择适宜的浓缩工艺。该章也从干燥方式、干燥工艺条件对干燥后制剂原料物理属性的影响进行了阐述，特别对中药喷雾干燥生产中容易出现的黏壁等共性问题，从解析黏壁原因角度出发，提出了有效的解决方法。第四章从各种制粒方式的基础理论、设备、技术方法等角度出发，对中药制剂原料和制剂中间体（湿法制粒中为软材，干法制粒中为胚片）与制粒技术直接相关的物理属性进行了表征。研究了制剂原料的流动性、压缩度、吸湿性和软化点、软材的黏性及胚片的硬度等物理属性与制粒工艺的相关关系，提出了干法制粒技术在中药颗粒剂生产应用中所出现问题的具体解决方法。第五章通过对片剂的机械特性（抗张强度、弹性复原率、黏弹性斜率、屈张压力等）与片剂制剂原料的物理属性（黏性、堆密度、含水量及粒径）以及压片工艺过程（压力、压片速度、填充剂及润滑剂等）的相关性研究，找到了直接压片技术在中药制剂中的适宜应用范围，并采用物理改性技术对中药制剂原料进行处理，使其满足中药直接压片的特性要求。第六章在建立中药丸剂软材物理属性表征方法的基础上，明确了与丸剂成型质量相关的软材物理属性，同时建立了软材物理属性、制剂工艺与丸剂成型质量的相关性，为最终建立以软材物理属性为核心的中药丸剂设计基础数据库及相关规律奠定基础。第七章通过量化表征吸湿过程速度和程度的吸湿参数，研究了中药制剂原料物理属性与其吸湿性的相关关系，从吸湿动力学及吸湿热力学角度分析了制剂原料吸湿行为特征，为选择适宜的防潮技术提供了理论依据。第八章介绍了中药固体制剂的掩味技术及苦味评价方法，为提高中药固体制剂的临床用药依从性提供了研究思路和具体方法。

全书以新颖、实用、深入、系统为基本宗旨，内容主要以编者在科研中的实践经验结合国内外期刊报道和专著编写而成，理论研究内容和应用实例直接来源于编者自己的科研成果。编写时贯彻理论结合实际的原则，既有理论与原理、技术与工艺，又有评价方法与应用实例，反映了最新成就与发展，在阐述方面力求深入浅出，为中药制剂研究者、生产者、学习者提供了一本工具书和参考书。

本书的编者，均为毕业于上海中医药大学的中青年药学工作者，他们中绝大多数曾在国内外进修或攻取博士、硕士学位，目前仍然工作在中药药剂学教学、科研、生产第一线。他们朝气蓬勃，热心中药药剂学事业，在实际工作中有一定的造诣及经验，对中药药剂学事业的未来怀着美好的憧憬。由于本书涉及面广，多数内容源于编者们在相关领域内所开展的创新性研究，限于时间和水平，难免有不妥之处，书中取舍不当之处祈请批评指正。

感谢上海中医药大学对全体编者的教育与培养。本书的编写得到上海中医药大学前任校长陈凯先院士和中药药剂学前辈罗杰英教授、侯世祥教授等的指导、支持和热情鼓励，在此深表谢意。同时，也深深地感谢为本书的出版，做了大量研究工作的硕博士研究生们，他们是刘怡，付小菊，刘岐，高雅，杨胤，杜焰，谢亚林，吴国瑞，李洁，李姝琦，张雪，周升永，朱蕾，曹韩韩，门乐，李晓海，阮克萍，杜瑞超，王玲。

冯　怡

2016 年 10 月

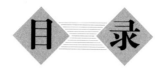

目 录

第一章 绪 论

第一节 中药药剂发展简史

中药药剂的雏形最早源于对"火"与"酒"的认识和利用,其起源可追溯至夏禹时代,那时已经能酿酒,并出现了由多种药物浸制而成的药酒。酿酒的同时又发现了曲(酵母),是早期应用的一种复合酶制剂,至今仍在应用。

商汤时期,伊尹创造汤剂,并总结成《汤液经》,这是我国最早的方剂与制剂技术专著。汤剂至今仍是中医临床用药的常用剂型。

战国时期,我国的第一部医药经典著作《黄帝内经》中提出了"君、臣、佐、使"的组方原则,同时《素问·汤液醪醴论》论述了汤液醪醴的制法和作用,并记载了汤、丸、散、膏、药酒等多种不同剂型及其制法。

秦汉时期是我国药剂学理论与技术显著发展的时期。马王堆汉墓出土文物《五十二病方》中所记载的中药除外敷和内服等给药形式外,尚有药浴、烟熏或蒸气熏、药物熨等,而给药剂型最常用的是酒制丸、油脂制丸、醋制丸等。

东汉时期成书的《神农本草经》是现存最早的本草专著,该书论述了制药理论和制备方法,"序例"中指出:"药性有宜丸者,宜散者,宜水煎者,宜酒渍者,宜煎膏者,亦有一物兼宜者,亦有不可入汤酒者,并随药性,不得违越。"强调应根据药性的需要来选择剂型。

东汉末年,张仲景著《伤寒杂病论》,集两汉以前方剂之大成,特点是结合辨证论治,有法有方,记载了煎剂、丸剂、散剂、药膏制、软膏剂、酒剂、栓剂、脏器制剂等10余种剂型及其制备方法,虽方法简陋,但奠定了成药制剂的基础。

晋代葛洪《肘后备急方》记载了铅硬膏、蜡丸、锭剂、条剂、药膏剂、灸剂、熨剂、饼剂、尿道栓剂等多种剂型,并首次提出成药剂的概念,主张批量生产贮备,供急需之用。

梁代陶弘景在《本草经集注》中提出以治病的需要来确定剂型,指出

"疾病有宜丸药，宜服散者，宜服汤者，宜服膏煎者"。在"序例"中附有
"合药分剂料理法则"，指出药物的产地和采收方法对疗效有影响。书中考证
了古今度量衡，并规定了汤、丸、散、膏、酒的制作常规，是近代制药工艺
规程的雏形。

唐代，《新修本草》是世界上最早的一部由国家权力机关颁布的、具有法
律效力的药学专著，被认为是世界上最早出现的药典。孙思邈的《备急千金
要方》和《千金翼方》记载有汤剂、丸剂、散剂、膏剂、丹剂、灸剂等剂型，
著名的成药有磁朱丸、紫雪丹、定志丸等，至今沿用不衰。《备急千金要方》
设有制药总论专章，叙述了制药理论、工艺和质量等问题，反映了当时中药
制剂的发展水平。

宋、元时期，中药成方制剂得到巨大发展，中药制剂初具规模。由太医
院颁布，陈师文等校正的《太平惠民和剂局方》共收载中药制剂 788 种，卷
首有"和剂局方指南总论"，文中对"处方""合药""服饵""服药食忌"
和"药石炮制"等均作专章讨论，是我国历史上由政府颁发的第一部制药规
范。书中收载的很多方剂和制法至今仍为中成药制备应用时所沿用，如牛黄
清心丸、藿香正气散（丸）、逍遥散（丸）、平胃散、局方至宝丹等。该书可
视为中药药剂学发展史上的第一个里程碑。

明、清时期，中药成方及其剂型也有相应的充实和提高。如《普济方》
对外用膏药、丹剂及药酒都列有专篇介绍。明代李时珍著《本草纲目》收载
剂型近 40 种。"稠面糊，取其迟化……稀糊为丸，取其易化也；水浸宿，炊
饼，又易化；滴水丸，又易化。炼蜜丸者，取其迟化而气循经络也。蜡丸者，
取其难化，而旋旋取效也"。著作中仅丸剂辅料就有近百种之多，常用的有蜂
蜜、炼蜜、蜂蜡、淀粉糊、血液、乳汁、唾液、动物组织等，这些辅料大部
分既是药物成分，又是辅料，同时影响着制剂的成型性和临床的有效性，独
特的辅料再加上特殊的制备方法（如泛制、塑制、浓缩等）使得传统丸剂作
用缓和持久、不良反应相对较小，有利于治疗慢性疾病和病后调理[1]。

中华人民共和国成立后，随着一系列中医政策的贯彻以及国外制药理论
及技术的引进，中药事业的发展有了蓬勃生机。20 世纪 50 年代，中药片剂、
注射剂、冲剂（颗粒剂）、栓剂和气雾剂等剂型开始应用于临床。70 年代后
期至 80 年代前期[2]，中药研究出现了多学科综合研究的可喜局面，发现了大
批有效中草药（如穿心莲、毛冬青、四季青、满山红等）及有效部位和有效
成分（如青蒿素、川芎嗪、丹参酮、喜树碱、穿心莲内酯、靛玉红、人参总
皂苷等）；研制开发了很多新制剂，其中抗疟药青蒿素的研究处于国际领先地
位，现已有青蒿素、青蒿琥珀酯和注射用青蒿琥珀酯等制剂，对脑型疟疾及

各种危重症的抢救有特效，已得到世界卫生组织的认可和推广。进入20世纪90年代，中药制药机械与制药技术得到飞速发展，如采用多能罐提取、微孔薄膜滤过、超滤、真空浓缩、薄膜浓缩、喷雾干燥、沸腾干燥、一步制粒、悬浮包衣等新技术；新剂型与制剂新技术的研究也不断深入，如微囊化技术、包合技术、固体分散体技术等；制剂质量的检验方法和质量标准也有了较大改进和提高，特别是充分利用高效液相色谱、气相色谱、薄层扫描等现代分析仪器测定中药制剂中有效成分或指标成分的含量，应用中药指纹图谱技术甄别投料药材真伪、监控生产工艺、质量控制、指导新药研发、评价制剂内在质量，提高了中药产品在市场上的竞争力。

　　随着科技部在"十一五""十二五"期间所支持的中药制剂关键技术等项目的完成，中药药剂学研究领域取得了较大发展。例如中药复方多元释药系统设计思想用于多组分中药的新药研究，并提出了适合中药多组分释药特点的评价方法，以及多组分中药如何通过表征其理化性质作为选择适宜剂型的依据等；现代制剂技术在中药中应用的适宜性研究，提升了中药制剂的研究水平，形成了一系列符合中药特点的新释药技术，如中药缓控释"均衡释放"技术、结肠定位技术、中药分散片共性关键技术、口腔贴片技术、环形泡腾片促崩技术等。同时也出现了一系列符合中药制剂特点的新评价方法，如基于kalman滤波原理的中药缓控释制剂多组分物质组释放溶出动力学评价方法、中药分散片溶出度与分散均匀性评价方法、基于生物效应计量的中药粗糙集总量释放动力学评价方法、基于总量统计矩原理的中药复方总量药物动力学评价方法、基于微渗析采样理论的药物动力学与药效动力学评价方法、中药经皮给药系统经皮渗透动力学评价方法等；根据中药制剂的生产特点，研究开发了如微波提取与干燥设备、膜分离关键技术设备、中药防黏冲压片机设备等；在制剂基础理论方面，对于中药制剂原料物理属性表征方法及与工艺过程的相关性进行了深入研究。近年来的研究成果，为中药药剂学科的未来发展方向奠定了坚实的基础[3-6]。

第二节　中药制剂研究的现状

　　中药制剂从小规模的手工作坊迈进了机械化规模化大生产，跨度大、历时短。由于制剂原料等多种原因，大多数中药制剂以丸剂、片剂等为主要剂型。除中药前处理工艺中存在着一些关键瓶颈问题外，中药制剂在剂型选择、制剂成型、制剂质量评价与控制等方面同样也存在大量尚待解决的问题。

一、中药制剂剂型的选择

中药制剂生产发展迅速，多数生产工艺借鉴了其他领域的工艺设备和条件，如化工领域的提取、分离设备，化学药物制剂生产用的高速压片、干法制粒设备，化学药物制剂成型工艺中采用的辅料等。因此，中药制剂的研究与生产中难免存在难以适应或很难克服的技术障碍。

化学药物制剂需要严格的处方前设计，在充分研究原料药的理化性质、生物药剂学、药代动力学等基础上，可以有针对性地进行剂型及制剂技术的选择。如渗透泵片就是为了满足恒速释药、减少药物产生不良反应乃至毒副作用风险的临床要求，在控释理论和渗透压原理指导下，采用激光打孔和膜控释等制剂技术，使用醋酸纤维素等高分子辅料，应用新型设备研制的一种新剂型。

而中药制剂原料大多是从饮片中提取、分离纯化得到的多组分混合物（以下简称制剂原料），多数制剂原料具有易吸潮、流动性差等不利于制剂成型的物理属性，且由于制剂原料用量大，辅料添加空间小，依靠少量辅料的优良特性无法纠正制剂原料不利于生产成型的特点，直接影响中药制剂的生产与质量。如制剂原料因吸湿而诱发较强的黏性，造成制粒、制丸、填充胶囊等生产过程极其困难，即使在制剂成型后也易因吸湿造成颗粒剂、硬胶囊剂内容物结块，影响药物的溶出乃至临床疗效；制剂原料可压性差导致制粒压片困难，需大量辅料调整，因此造成中成药服用量偏大，或因口感差直接影响患者用药依从性等等。中药制剂很难进行与化学药物制剂类似的处方前研究以及药物体内过程研究，也未形成符合中药制剂原料特性的剂型选择、制剂技术选用等基础理论和实践指导的基本原则。目前，中药制剂的剂型选择主要依据临床单次服用量的多少以及临床需求决定。

二、中药制剂成型技术的研究

目前大多数中药制剂生产中基本采取"观其形"来决定选用何种成型技术，一般只考虑应用何种方法可使制剂原料成型，而并不探究该技术与中药制剂原料的可生产属性是否相适宜，即什么样特性的制剂原料适合采用什么样的制剂技术。如中药颗粒剂生产时，往往根据成品率是否合格、颗粒是否溶解为判断依据进行制粒技术的选择，缺乏由于何种原因造成颗粒成品率低或颗粒不易溶解的系统研究；中药制剂原料极易吸潮是影响制剂成型工艺生产和制剂质量的主要原因之一，但系统深入研究防潮技术的报道仍少见。丸剂是中药制剂中最传统，也是最适宜中药制剂原料特性的一种剂型，但如何提高丸剂的生产水平、完善其质量可控性，如何研究丸剂制剂原料的可生产属性（以下称物理属性）与成丸工艺、丸剂质量之间的关系，以便找到丸剂生产质量的关键控制点等相关研究报道则更为少见。

三、中药制剂质量控制与评价

目前国内中药生产从研究开发、制造到最终的检验、质量评价等一系列过程中，部分评价工作主要依靠人工经验，如通过望（形、色）、闻（气、味）、触（软硬度、润湿度、分散性等）等手段实现对中药生产过程的监控和评价，中药制剂的质量还是由最终成品的检测结果而定，缺乏生产过程的可控参数，远没有达到"药品质量源于设计"（Quality by Design，QbD）的质量管理要求。如颗粒剂生产中，软材是否适合制粒，仍以"手捏成团，轻按即散"的主观判断为依据，没有客观评价参数，因而容易造成颗粒剂质量的批间差异大。实现产品质量均一可控的基本条件是实现中药制剂生产的在线可控，但其首要条件是：必须明确生产过程关键可控点和可控参数以及实施可控的可能性。中药制剂的质量控制方法中，可测的成分含量极低，不可测组分所占比例大。因此，以单一成分含量变化作为过程控制的关键点显然不尽合理。

由于中药材成分复杂，又多以多药组方配伍使用，中药制剂工艺过程包括提取分离、浓缩干燥、成型等阶段，均需水或醇、热等处理，每一个工艺环节的细微差别均可能引起制剂原料物理化学性质的显著变化，并影响中药制剂的外观及其内在质量。因此，系统研究制剂原料的特性－工艺过程－产品质量之间的相关性，是明确影响中药制剂质量的关键控制点的基础。

第三节　中药制剂技术的研究思路与发展趋势

基于目前中药制剂研究与生产的现状，我们认为可以从以下几个方面着手，逐步形成与中药制剂原料特性以及生产过程相适宜的技术和生产研究体系。

第一，充分了解中药制剂原料的可生产属性（物理属性）。

"安全有效，质量可控"是药品研发过程中首要遵循的原则。对药品质量管理的认识理念不断变化，从"重在检验"（QbT）到"重在生产"（QbP），直至现在的"药品质量源于设计"（QbD），药品初始设计决定最终药品质量的理念已逐渐被业界接受。美国FDA对QbD的描述是：QbD是动态药品生产管理规范（cGMP）的基本组成部分，是科学的、基于风险的全面主动的药物开发方法，从产品概念到工业化过程均精心设计，是对产品属性、生产工艺与产品性能之间关系的透彻理解。根据 QbD 概念，药品从研发开始就要考虑最终产品的质量，在配方设计、工艺路线确定、工艺参数选择、物料控制等各个方面都要进行深入研究，累积翔实的数据，在透彻理解的基础上，确定最佳的产品配方和生产工艺。QbD 的精髓是：只有应用"正确"的过程才能产生出"优质"的产品。国际药业界已逐步将 QbD 理念用于药品的研发与生产管理、质量控制中[7,8]。

大多数中药制剂仍主要以中药饮片和中药提取物作为制剂原料。中药制剂原料一般有固体（药材粉末、浸膏粉或提取物干燥粉末）、半固体（流浸膏）、液体（中药提取液）三种形态。由于中药制剂原料组成复杂，其理化属性特别是化学属性难以完全表征。作为制剂工艺的原料，影响制剂成型工艺和制剂品质主要与制剂原料的物理属性相关。

中药制剂原料（浸膏粉）、散剂、颗粒剂等属于粉体学范畴，中药提取液、液体制剂、半固体制剂属于流变学范畴。因此，我们可以把中药制剂原料分别视为粉体学的研究对象（浸膏粉、颗粒等）和流变学的研究对象（流浸膏、提取液等），借鉴粉体学和流变学的基本理论，将可能与制剂质量相关的制剂原料的物理属性表征为具体参数，为建立制剂原料属性与工艺过程、制剂质量相关关系奠定基础。

第二，加强制剂原料特性、制剂工艺、制剂产品质量之间的相关性研究。

中药制剂生产过程较为粗放，其主要原因是对所生产的对象即饮片、中药制剂原料的产品属性和可生产属性了解不够，无法预测在生产过程中可能发生的问题。例如中药制剂原料常因吸湿而诱发较强的黏性，造成制粒、制丸，填充胶囊等生产过程极其困难。预测制剂原料吸湿究竟会在生产过程中的哪些环节中出现什么样的问题，首先应充分了解制剂原料的吸湿特性，并加以参数化表征，明确制剂原料吸湿特性与工艺过程以及最终产品质量之间的关系，找出影响工艺过程和产品质量的关键点，在此基础上，才能进一步研究适合的防潮技术和方法。中药制丸工艺中，制剂原料的物理属性影响成丸前挤出物的物理属性，挤出物的物理属性同样与丸剂的质量密切相关，如何预测和控制丸剂的产品质量，就应从制剂原料的物理属性、挤出物的物理属性与丸剂质量之间找出相关关系，从中解析影响制丸生产工艺过程及丸剂质量的主要因素，从而为合理设计丸剂成型工艺、确定工艺参数、顺利进行工艺放大提供依据。

第三，通过物理改性技术，解决中药制剂成型工艺中的共性问题。

中药制剂成型工艺的难易程度以及中药制剂生产过程中的一些共性问题，

主要与制剂原料的物理属性相关。在表征制剂原料物理属性的基础上，充分了解制剂原料物理属性、制剂过程与制剂质量之间的相关关系，通过制剂成型工艺前的处方及工艺设计，改变制剂原料不利于成型工艺的物理属性，即可解决制剂过程中的黏冲、黏轮、喷雾干燥黏壁等一系列共性问题，我们把这类技术称为物理改性技术。物理改性技术是指采用喷雾干燥、流化床、机械磨压、粉末沉积等物理机械方法对中药制剂原料的表面进行微囊化、表面微球化、粒子复合、粒子包覆等修饰加工，使其表观物理属性发生变化，有目的地改变中药制剂原料吸湿性强、黏性大、流动性差等不良物理属性，以满足后续制剂成型工艺及制剂质量要求。

第四，加强中药制剂生产的过程化控制，过程控制点应与产品质量相吻合。

通过中药制剂过程的质量控制数字化，即利用现代科学技术对中药生产制剂过程进行分析、诊断、建模，以剔除原有系统中的不合理因素，挖掘并确定影响产品质量的关键因素并予以控制，可达到优化生产，提升产品质量的目的。软测量技术是指利用一系列易测变量来间接估计难测变量的技术，通常也称为软仪表技术。例如以某大型中药集团企业的滴丸剂生产过程为研究对象，为制剂过程建立了多个机理模型，通过辨识建立数据模型，对生产过程进行分析，给出了相应的优化方案；对难以直接测量的滴制速度这一关键参数，提出了多种软测量算法，利用粒子群算法优化模糊控制器，构建一个实用的滴速模糊控制系统；通过设计与构建数据采集分析平台，实现了制剂生产过程可控[9,10]，使产品质量均一可控有了基本保障。

过程控制的关键首先是要能找到影响质量均一性的关键环节，这些环节上的哪些工艺参数是能够检测得到的，这些工艺参数与最终产品的质量有着怎样的关联？多年来我们在大量研究工作的基础上，探索发现中药制剂原料物理属性与制剂过程中的工艺参数以及成品质量之间存在密切的关系，从中我们意识到：未来实现中药制剂生产过程可控，可以从研究每一个成型工艺过程中物料的物理属性与产品质量相关性上着手。如我们已知中药片剂在压片过程中，粉体必须经过压片机的压缩才能成为具有一定强度的片剂，因此中药制剂原料在压缩过程中的形变机制、结合形式、弹性复原能力，以及压片过程中压片机的机械性能如压力、转速，以及片剂的制剂处方等必然对粉体的压缩性产生一定的影响。我们发现，中药制剂原料粉体的物理属性与片剂的抗张强度之间存在相关性，其中黏性对片剂的抗张强度影响最大。压力较小时，黏性是影响片剂成型性的主要因素等等。这些数据与关系式的积累，是帮助我们今后实现中药生产过程控制的基本要素和研究基础。

另外，本书中我们所建立中药制剂原料物理特征参数等基础数据以及制剂原料物理属性和制剂工艺与制剂质量的相关关系式[11-32]，也将为今后构建中药制剂计算机模拟工艺专家系统，建立中药制剂生产过程的量化标准，逐步实现生产过程的可控性奠定理论基础和实验基础。

参 考 文 献

[1] 杨明．中药药剂学 [M]．上海：上海科学技术出版社，2008：3-4．

[2] 单镇，杨宝龙．中药药剂学的起源与发展 [J]．山西中医，2005，21 (4)：55-56．

[3] 杨明．中药药剂学学科研究进展与发展思路 [J]．中药与临床，2011，2 (4)：1-7．

[4] 徐德生，冯怡，张宁，等．中药提取物物理性质评价与改性技术研究的探索 [J]．世界科学技术·中医药现代化，2006，8 (3)：57-61．

[5] 冯怡，徐德生，张宁，等．中药提取物表面物理改性技术探索 [J]．中成药，2007，29 (5)：744-745．

[6] 刘怡，冯怡，徐德生，等．中药制剂技术研究应关注提取物的物理性质 [J]．中成药，2007，29 (10)：1495-1498．

[7] 吕东，黄文龙．FDA 有关"质量源于设计"的初步实施情况介绍 [J]．中国药事，2008，22 (12)：1131-1133．

[8] 陈彬华，文彬．QbD 理念在药品研发、生产、质量控制过程中的应用 [J]．上海医药，2008，29 (10)：446-447．

[9] 李文，邵秀丽．中药制剂过程的建模、优化与应用研究 [J]．世界科学技术·中医药现代化．2005，7 (6)：24-30．

[10] 张立国，朱静，倪力军．中药提取和浓缩过程的理论模型及控制策略 [J]．天津大学学报．2007，40 (12)：1490-1494．

[11] 朱蕾，冯怡，徐德生，等．中药提取物与微晶纤维素混合物的物理性质与其片剂成型性的相关性研究．中国医药工业杂志，2008，39 (5)：349-351．

[12] 杨胤，冯怡，徐德生，等．干燥工艺与中药提取物物理性质的相关性研究 [J]．中国药学杂志，2008，43 (17)：1295-1299．

[13] 杜若飞，冯怡，刘怡，等．中药提取物吸湿特性的数据分析与表征 [J]．中成药，2008，30 (12)：1767-1771．

[14] 赵立杰，冯怡，徐德生，等．工艺与处方因素对中药制剂原料防潮性能的影响 [J]．中国中药杂志，2009，34 (1)：35-38．

[15] 李姝琦，冯怡，徐德生，等．影响粉末直接压片的中药提取物物理性质研究 [J]．中国药学杂志，2010，45 (8)：608-611．

[16] 朱蕾，李姝琦，冯怡，等．物料物理属性与片剂成型性的相关性研究 [J]，中成药，2010，32 (8)：1402-1404．

[17] 付小菊，冯怡，徐德生，等．中药提取物吸湿特性表征方法再研究 [J]．中成药，2010，32 (12)：2075-2079．

［18］李洁，杜若飞，冯怡，等．中药浸膏粉物理性质与干法制粒工艺的相关性研究［J］．中国中药杂志，2011，36（12）：1606 - 1609.

［19］赵立杰，冯怡，沈岚，等．相分散法降低中药制剂原料吸湿性机理初步探讨［J］．世界科学技术·中医药现代化，2011，13（6）：1057 - 1060.

［20］杜焰，冯怡，徐德生，等．药物粉体压缩与结合特性研究进展［J］．中国现代应用药学，2012，29（1）：24 - 30.

［21］Du Y，Zhao L J，Feng Y，et al. Compression behavior evaluation of directly compressible excipients［J］. Advanced Materials Research Vols，2012，482 - 484：1672 - 1676.

［22］王优杰，冯怡，杨胤，等．辅料对改善强力宁提取液喷雾干燥粘壁现象的作用研究［J］．中成药，2012，1（34）：34 - 38.

［23］杜若飞，冯怡，徐德生，等．湿法制粒中软材物性参数的表征方法研究［J］．中成药，2012，34（3）：450 - 453.

［24］杜焰，赵立杰，冯怡，等．中药粉体流动性表征方法研究［J］．中国中药杂志，2012，37（5）：589 - 593.

［25］赵立杰，冯怡，徐德生，等．基于多元数据分析研究中药制剂原料吸湿性与其他物理特性的相关性［J］．药学学报，2012，47（4）：517～521.

［26］高雅，洪燕龙，鲜洁晨，等．物性测试仪用于制剂软材特征物理性质表征方法研究［J］．药学学报，2012，47（8）：1049 - 1054.

［27］杜焰，赵立杰，熊耀坤，等．药用粉体流动性的多元分析方法表征［J］．药学学报，2012，47（9）：1231 - 1236.

［28］杜焰，冯怡，徐德生，等．基于主成分分析的中药粉体流动性表征研究［J］．中成药，2012，34（7）：1258 - 1263.

［29］李晓海，赵立杰，冯怡，等．物理性质对微晶纤维素可压缩性和成型性的影响［J］．中国药学杂志，2013，48（2）：116 - 122.

［30］Li X H，Zhao L J，Ruan K P，et al. The application of factor analysis to evaluate deforming behaviors of directly compressed powders［J］. Powder Technology，2013，247：47 - 54.

［31］沈岚，翟宇，冯怡．应用于多组分中药制剂释药评价的基于数学集合的释放动力学评价方法与 Kalman 滤波法的比较研究［J］．中国中药杂志，2013，38（8）：1165 - 1171.

［32］冯怡，林晓，沈岚，等．组分中药应重视制剂学方面的研究［J］．中国中药杂志，2013，38（5）：629 - 632.

第二章 中药制剂原料的物理属性与表征

中药制剂原料一般有固体（饮片粉末、浸膏粉）、半固体（流浸膏）、液体（中药提取液）三种形态。中药固体制剂原料多数为无定形态，其所呈现的物理属性与其中所含极少量的已知成分并无直接关系。

由于饮片粉末、浸膏粉、散剂、颗粒剂等属于粉体学范畴，中药提取液、液体制剂、半固体制剂属于流变学范畴，因此，我们可以把中药制剂原料分别视为粉体学的研究对象（浸膏粉、颗粒等）和流变学的研究对象（流浸膏、提取液等），借鉴粉体学和流变学的基本理论将可能与制剂质量相关的制剂原料多种物理属性表征为具体参数，通过制剂原料、工艺参数与制剂质量的相关性研究，探明制剂原料的哪些物理属性与制剂过程和制剂质量相关，从而为今后制剂工艺过程中可能出现的问题提供解决方法。因此，建立和完善制剂原料物理属性的表征方法，对实现中药制剂生产过程监控、提高产品质量有着至关重要的意义。

第一节 粉体学和流变学概述

一、粉体学概述

（一）粉体学基本概念

粉体是无数个固体粒子集合体的总称，即由粒子组成的整体。研究粉体以及组成粉体的固体粒子基本性质的科学称为粉体学（micromeritics）。这些固体粒子既可以是数毫米的颗粒，也可以是数纳米的粉末。通常所说的"粉""粒"都属于粉体的范畴，一般将小于 $100\mu m$ 的粒子称为"粉"，大于 $100\mu m$ 的粒子叫"粒"。在一般情况下，粒径小于 $100\mu m$ 时，容易产生粒子间的相互作用而流动性较差；粒径大于 $100\mu m$ 时，粒子自重大于粒子间的相互作用因而流动性较好，并成为肉眼可见的"粒"。制药行业中常用的粒子大小通常从药物原料粉的 $1\mu m$ 到片剂的 $10mm$。

粉体学理论对指导中药制剂原料成型技术以及生产工艺、制剂质量的控制具有重要的意义。如粉体的黏性、流动性、吸湿性等会影响散剂、胶囊剂、片剂等按容积分剂量的准确性；粉体的密度、粒子形态等性质影响物料混合的均匀性；粉体的压缩成形性影响片剂的成型等。

（二）粉体学性质

粉体的一般性质包括粒径及粒度分布、粒子形态、密度与孔隙率、黏性、流动性、吸湿性、压缩成形性等。

流动性是粉体的一项重要特性。粉体属于固体，传统观念认为物质三态中只有气态与液态才具有流动性，而认为物质处于固态时不具有流动性；然而，将固态物质粉碎成一定细度的单元颗粒时，由这些单元颗粒组成的粉体在适当的外力作用下也具有像气体或液体一样的流动性，并具有与气体相似的可压缩性及具有与固体相似的抗变形能力。粉体的这种性质使其便于连续混合、输送、加工成型及包装。

与中药制剂原料成形加工过程密切相关的还有吸湿性、黏性和软化性。由于中药提取物化学组成复杂，是由亲水性强弱不同的成分组成的混合物，通常具有较强的吸湿性。同时，因吸湿后诱发的黏性可导致粉体黏结成团，从而影响制剂原料的流动性和稳定性，致使粉体的诸多优异性能下降或完全丧失，给后续成型工艺带来很大的困难。此外，研究中我们发现制剂原料的软化性也是影响制剂成型的一个重要因素。特别是制剂原料受热后软化，在制剂过程中会产生黏壁、黏轮、物料之间粘连等现象，严重影响制剂生产的连续性、产品的得率与质量。

粉体的多种性质之间也具有一定的联系且相互影响。如粉体的流动性在很大程度上取决于粉体的黏性、粒子形态和吸湿性等。粉体的吸湿性也与粉体的黏性、粒径和粒度分布、粒子形态等密切相关。通常颗粒表面越光滑、形状越规则、球形状越高，其流动性也越好；颗粒的吸湿性越强，黏性越大，流动性也越差。

二、流变学概述

（一）流变学基本概念

流变学（rheology）主要是研究物质流动和变形发生发展的一般规律的科学。作为物理学、固体物理和流体力学的一个分支，流变学描述材料的变形和流动行为，研究液体的流动性质、半固体的黏弹性和固体的弹性变性等性质。根据流动和变形形式不同，将物质分类为牛顿流体和非牛顿流体。其中非牛顿流体根据流动曲线的类型又分为塑性流动、假塑性流动和胀性流动三种。液体制剂中的均相溶液（例如水、乙醇、甘油和糖浆剂等真溶液）一般具有牛顿流体的特征，为牛顿流体；而非均相液体（例如高分子溶液、乳剂、混悬剂、糊剂、软膏剂等）具有非牛顿流体的特征，为非牛顿流体。

流变学理论对中药制剂原料的制备过程如提取纯化、干燥、成型等具有重要的指导意义，中药制剂原料的流变性能可以与它们的加工性能和制剂产品最终性能有效地联系起来。

（二）流变学性质

流变学研究对象的一般性质包括黏性、流动性、黏弹性、触变性、蠕变性等。流变学研究中最重要的性质是流动性与黏性。黏性是影响流动性的主要因素之一。黏性越大，流动性越小，流体越不容易流动。液体流动性主要受液体分子之间引力作用的影响。随着温度的升高，液体分子的动能增大，其摆脱分子之间引力束缚的能力增大，流动性增强，黏性减小。

第二节 中药制剂原料的物理属性及表征方法

中药制剂原料包括中药饮片和中药提取物。中药饮片即中药材经过炮制，制成符合临床医疗或制剂生产需要的加工品。中药提取物是中药材或中药饮片经提取、分离、浓缩、干燥等工艺制得的提取物，包括有效成分、有效部位总提取物、提取液、浸膏以及流浸膏等。本章中讨论的制剂原料物理属性的表征及表征方法，主要是指有效部位总提取物、提取液、浸膏和流浸膏，包括液态和固态，以下简称为固体制剂原料或液体制剂原料。

一、中药固体制剂原料的物理属性及表征方法

（一）粒径与粒度分布

粉体粒子的粒径（diameter）及其粒度分布（particle size distribution）是决定粉体其他性质的基本性质。固体物料的粒径与其流动性、吸湿性及压缩成形性等密切相关，且直接影响中药固体制剂制备过程中制粒、制丸、压片等工艺环节，直至影响制剂的外观。

1. 粒径

粒子的大小可用粒子的直径表示，称为粒径。球形颗粒的直径、立方形

颗粒的边长等规则粒子的特征长度可直接表示粒子的大小。但通常实际处理的粉体中，多数情况下组成粉体的各个粒子的形态不同且不规则，各方向的长度不同，大小也不同。对于不规则的粒子，其粒径的测定方法不同，物理意义与测定值也不同，常根据实际应用选择适当的测定方法。为研究和叙述方便，需要规定一种标准化的方法来度量。

2. 粒径的表征方法

（1）几何学粒径（geometric diameter）

对于中药固体制剂原料，应用最普遍的粒径表征方法是几何学粒径，即根据几何学尺寸定义的粒径，见图 2 - 1。常用激光粒径测定仪、显微镜、库尔特计数等进行测定。

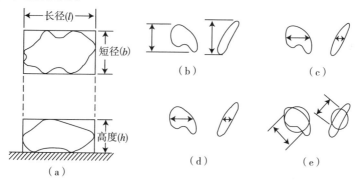

图 2 - 1 各种直径的表示方法[1]

（a）三轴径；（b）定方向接线径；（c）定方向最大径；（d）定方向等分径；（e）投影面积圆等价径

1）三轴径：在粒子的平面投影图上测定长径 l、短径 b，在投影平面的垂直方向测定粒子的高度 h，以此表示长轴径、短轴径和厚度。三轴径反映粒子的实际尺寸。

2）定方向径：也叫投影径，系指粒径由所有粒子按同一方向测量得到。常见的有以下几种：

定方向接线径：即一定方向的平行线将粒子的投影面外接时，平行线间的距离。

定方向最大径：即在一定方向上分割粒子投影面的最大长度。

定方向等分径：即一定方向的线将粒子的投影面积等份分割时的长度。

3）外接圆等价径：以粒子外接圆的直径表示的粒径。

4）等价径：用与粒子具有相同投影面积的圆或相同体积的圆球直径表示的粒径，分别称为投影面积径和体积等价径。

投影面积径：与粒子的投影面积相同的圆的直径。

体积等价径：与粒子的体积相同的球体直径，也叫球相当径，可用库尔特计数器测得，记作 D_V。粒子的体积 $V = \pi D_V^3/6$。

除几何学粒径外，粒径的表示方法还有：①等表面粒径，是指与被测粒子具有相同表面积的球粒的直径，可采用吸附法和透过法求得；②有效径，为用沉降法求得的粒径，即在液相中与粒子的沉降速度相等的球形颗粒的直径。这种粒径是根据 Stokes 定律求出的，所以又称 Stokes 径或沉降粒径；③拖曳径或气体动力学径，系用一个与被测粒子以相同速度在气体中运动时具有相同拖力的球形粒子作为该粒子的等价球体而计算出来的直径，气雾剂粉粒大小常用该径来表示；④筛径，系用能通过同一筛孔的最大球粒代表被测粒子而确定的直径；⑤平均粒径，一般常指算术平均粒径，这种参数是代表粒子大小分布中心趋势的统计参数之一，比单个粒子的粒径更具有代表性。如测定方法恰当，可衍生出代表粉末物理性质（如长度、表面积、体积和比表面积）的多种平均粒径，根据这些平均粒径可计算出粉末的比表面积、数目和平均粒重等重要参数。

（2）粒径的测定方法

粒子大小直接的测定方法有显微镜法和筛析法，间接的测定方法有沉降法、吸附法、库尔特计数法等，它们是利用与粒子大小有关的某些特性（如沉降速度、光学性质和渗透性）来间接测定的。粒径的测定原理不同，其测定范围也不同，具体见表 2 - 1。

表 2 - 1　粒径的测定方法与适用范围

测定方法	粒径/μm	测定方法	粒径/μm
光学显微镜	0.5 ~ 500	库尔特计数法[1]	1 ~ 600
电子显微镜	0.001 ~ 100	气体透过法[1]	1 ~ 100
筛分法	45 ~ 10000	氮气吸附法[1]	0.03 ~ 1
沉降法[1]	0.5 ~ 100	光散射（湿法）[1]	0.02 ~ 2000

1）筛分法：筛分法系指用筛孔的孔径表示粒径的方法，是一种常见的粒子大小测定和分类的方法。测定时，将筛由粗到细上下排列，取一定量的粉体置于最上层筛中，振动一定时间后，称量留在每一个筛上的粉体重量，计算出各种筛号上粉体重量的百分比，该层粉体粒径大小用相邻两筛的孔径平均值表示。筛分法既可用于干法过筛，又可用于湿法过筛。由于粒子能否通

过筛网和待测粉体的粒子大小、粒子形状、过筛方法、过筛时间以及筛的种类等多个影响因素有关，因此该法测得的粒子大小较为粗略，测得值可能较粒子的实际直径小。对于超微粉体来说，由于微粉分散性差，极易发生聚集、黏附、荷电等现象，导致筛分时间长，且经常发生堵塞，尤其是对于小于10μm的粉体，传统的筛分法进行粒度分析和检测有一定的困难。目前干法过筛已有多种自动化或半自动化振动筛分设备，如机械振动过筛、声波振动过筛、真空气流过筛等。

2）显微镜法：该法是直接测定粒径最常用的方法之一，通常在显微镜下直接按一定方向，测量每个粒子的粒径并计数。也可利用显微照像放大后，使用软件测定粒径和计数。但该法实际上测定的是粒子的投影而不是粒子本身，为了力求测定的数据接近实际，一般要测定 1000 个粒子。如果待测粒子比较均匀，则可测定 200 个粒子。对光学显微镜来说，其测试范围为 0.5～500μm，而电子显微镜的测试范围可达 0.001～100μm。显微镜法可直接观察到超细粒子的大小、形态、外观和分散情况，甚至微观结构，其最大特点是直观性强。但该方法仅对于球形化较好的粒子有较高的准确度。对于不规则粒子如片状、棒状等，以及粒度分布较宽的样品，由于取样量较少的原因，其结果的误差往往较大。另外，选择适宜的分散介质和方法制备分散均匀的样品，对于测定结果亦至关重要。该法可用于混悬剂、乳剂、散剂和其他粉体粒径的测定。

3）沉降法：本法系利用粒子在液体介质中的沉降速度与粒子大小的关系来测定粒径的方法。如果粒子为球形，且不沉降时不受器壁及粒子间相互作用力的影响，则在重力作用下粒子在液体介质中的沉降速度可以用 Stokes 定律来表示：

$$V = \frac{h}{t} = \frac{d^2(\rho - \rho_0)g}{18\eta} \qquad (\text{式 } 2-1)$$

式 2-1 中，V 为沉降速度（cm/sec）；h 为沉降高度（cm）；t 为测定时间（sec）；ρ 为分散相的密度（g/cm³）；ρ_0 为分散介质的密度（g/cm³）；g 为重力加速度（cm/sec²）；d 为粒径（cm）；η 为分散介质的黏度（g/cm·sec）。

测定时，利用沉降分析装置，将量筒中注入匀化好的粗分散体系样品，只需测定小盘中沉降物质量随时间的变化，用下述公式即可得颗粒直径 d：

$$d = \left(\frac{18\eta h}{(\rho - \rho_0)gt}\right)^{\frac{1}{2}} \qquad (\text{式 } 2-2)$$

同时，用沉降分析法可以测定颗粒的粒度分布；调节分散相和分散介质的密度差，可以控制沉降速度。

除重力沉降法外，也可采用离心沉降法。离心沉降法是通过在重力场中施加离心力加速待测粒子的沉降速度而进行测定的方法。测定时，在旋转的沉降液表面上加入样品，借助离心力的作用，使场内旋转的液面上形成薄膜。由于相同粒径的粒子以相同的沉降速度形成圆环逐渐向外扩散，使得粒子因不同的扩散速度而得以分级，并引起光通量的变化。光通量的变化反映各种粒径的粒子到达该位置的时间，最大的粒子最先到达测定位置，从而计算出粒度，同时根据光密度的变化，得出相对含量及平均粒度分布。

离心沉降法的优点是利用离心产生的向心加速度 $\omega^2 r$ 代替 Stockes 公式中的重力加速度，提高沉降速度的同时相对减少了粒子的自由扩散，从而使实验条件满足 Stockes 定律中粒子在瞬间达到恒定速度的假设，提高了测量的准确性。

4）电感应法：又称库尔特计数法，本法是根据库尔特原理测定混悬于液体中粒子的粒度分布的方法。

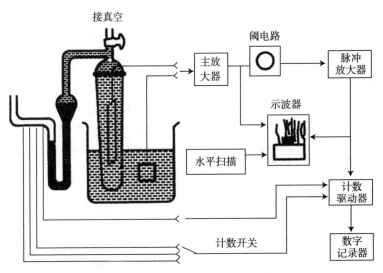

图 2-2　库尔特计数仪示意图[2]

库尔特计数仪（Coulter counter），如图 2-2 所示，主要由测定管和分析器组成。测定管是最基本的传感元件，其下部镶着一块蓝宝石，在蓝宝石的薄膜上打着数十或数千微米的小孔；分析器是负责放大和分类电脉冲并转变为粒度分布的一套电子装置。测定时，测定管中装有电解质溶液，细孔两侧通过放置的电极施加一定的电压，再将测定管置于装有相同电解质溶液的容器中。由于液面差使粒子随电解质溶液通过细孔，当粒子通过细孔时，由于粒子体积引起电阻增大，使细孔两侧产生电压差，电压经增效后进入主放大器和脉冲放大器，粒子的个数、粒径和粒度分布即由数字记录仪显示出来。该法优点在于操作简便、速度快（每秒计数可达 5000 个），并可根据需要绘制出标准化曲线和直方图，精度高，分析误差小于 1% ~ 2%，统计性好，测定范围为 0.6 ~ 800μm。混悬剂、乳剂、脂质体、粉末药物等均可用本法测定。但需要注意的是，样品的浓度、样品中粒子的凝聚和沉降速度、外来电磁场的干扰以及仪器的振动等都会对该法的测量结果产生较大影响。

5）激光散射法：该法系利用粒子被激光照射时发生散射以及一些光发生衍射的特性，根据光的散射强度和衍射强度与粒子大小及其光学特性有关的原理得到粒子大小和粒度分布的方法。光散射或衍射的模式决定于粒子尺寸 d 和入射波波长 λ。当 d 远大于 λ 时，属于 Fraunhofer 衍射范围；当 $d \approx \lambda$ 时，属于 Rayleigh - Gans - Mie 散射范围。近年来发展较快的是利用光子相关光谱（Photo Correlation Spectroscopy，简称 PCS）仪器测量粒子的尺寸。该法以激光为发射光源，借助光子探测器测定粒子散射光强度的波动性。其原理是：粒子在溶液中处于不断的热运动或布朗运动，粒子大小不同，其扩散系数也不同，散射光强度波动性的频率也不同，因此，通过适当的透镜和光电倍增器，得出粒子的扩散系数和粒子光波动时间特性的相关函数，即可计算出与之同等大小球体的半径。

3. 粒度分布

粒度分布表示不同粒径的粒子群在粉体中所分布的情况，即指某一粒径范围内的粒子占有的百分率。粒度分布能反映粒子大小的均匀程度，会影响粉体的其他性质，还可能影响制剂中药物的溶出度和生物利用度。

粒子群的粒度分布可用简单的表格、绘图和函数等形式表示。频率分布（frequency size distribution）表示与各个粒径相对应的粒子占全粒子群中的百分数（微分型）；累积分布（cumulative size distribution）表示小于或大于某粒径的粒子占全粒子群中的百分数（积分型）。百分数的基准可用个数基准（count basis）、质量基准（mass basis）、面积基准（surface basis）、体积基准（volume basis）、长度基准（length basis）等。测定基准不同，粒度分布曲线大不一样，因此表示粒度分布时必须注明测定基准。

频率分布和累积分布可用柱状图或曲线图表示，如图 2 - 3。这种表示粒度分布的形式比较直观。

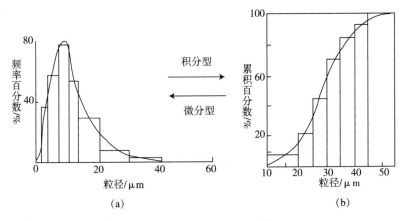

图 2-3　粒度分布示意图[1]

（a）频率分布；（b）累积分布

（二）粒子形态

粒子形态（particle shape）对粉体的性质同样也有着重要的影响。粒子形态可以影响中药固体制剂原料的物理吸附过程，进而影响其吸湿性，是与制剂加工和制剂质量有密切关系的物理属性。

1. 粒子形态

粒子形态系指一个粒子的轮廓或表面上各点所构成的图像。粒子的形态对粉体的性质有重要的影响，且形状千差万别，因此描述粒子形态的术语也很多，如球形、立方形、片状、柱状、磷状、粒状、棒状、针状、块状、纤维状、海绵状等。

2. 粒子形态的表征方法

在中药固体制剂原料的研究中，主要应用的粒子形态表征方法是球形度和凸起度，常用激光粒径测定仪等测定。

（1）球形度（degree of sphericity）

亦称真球度，表示粒子接近球体的程度。

$$\varphi_s = \pi D_v^2 / S \qquad （式2-3）$$

式中，D_v 为粒子的球相当径 $[D_v = (6V/\pi)^{1/3}]$；S 为粒子的实际体表面积。一般不规则粒子的表面积不易测定，用式2-4计算球形度更实用。

$$\varphi = \frac{粒子投影面相当径}{粒子投影面最小外接圆直径} \qquad （式2-4）$$

（2）凸起度（degree of convexity）

凸起度用于衡量颗粒的表面粗糙度，通过凸起周长除以颗粒的实际周长来计算。测量"凸起周长"最简单的方式是设想将一根橡皮筋缠绕颗粒。凸起度的值在 0 ~ 1 范围内，当凸起周长正好与实际周长相同时，凸起度为 1。由于实际周长大于凸起周长，因此极"尖锐"或不规则对象的突起度接近于 0。

3. 粒子形态的测定方法

目前，粒子形态主要通过影像分析进行计算，具体测定过程与前述的粒径测定相似，在获得粒子的各种尺寸参数后即可进行粒子形态表征参数的计算。

（三）密度和孔隙率

由于粉体粒子表面粗糙，形状不规则，在堆积时，粒子与粒子间必有空隙，而且有些粒子本身又有裂缝和孔隙，所以粉体的体积包括粉体自身的体积、粉体粒子间的空隙和粒子内的孔隙。因此，表示粉体体积方式有多种，如粉体密度（density）及孔隙率（porosity）等。粉体密度和孔隙率与中药制剂加工和质量密切相关，直接影响中药固体制剂原料的流动性、吸湿性和压缩成形性等，是决定粉体其他性质的最基本性质之一。

1. 密度的定义

粉体的密度系指单位体积粉体的质量。由于粉体的颗粒内部和颗粒间存在空隙，粉体的体积具有不同含义。

2. 密度的表征方法

粉体的密度根据所指的体积不同分为真密度、颗粒密度、松密度三种。各种密度的定义如下：

（1）真密度（true density，ρ_t）

是指粉体质量（W）除以不包括颗粒内外空隙的体积（真体积 V_t）求得的密度，即 $\rho_t = W/V_t$。

（2）颗粒密度（granule density，ρ_g）

是指粉体质量（W）除以包括开口细孔与封闭细孔在内的颗粒体积 V_g 所求得的密度，即 $\rho_g = W/V_g$。

（3）松密度（bulk density，ρ_b）

是指粉体质量（W）除以该粉体所占容器的体积 V 求得的密度，亦称堆密度，即 $\rho_b = W/V$。填充粉体时，经一定规律振动或轻敲后测得的密度称振实密度（tap density）ρ_{bt}。

若颗粒致密，无细孔和空洞，则 $\rho_t = \rho_g$；几种密度的大小顺序在一般情况

下为 $\rho_t \geqslant \rho_g > \rho_{bt} \geqslant \rho_b$。

3. 粉体密度的测定方法

（1）真密度

测定真密度的实质性问题是如何准确测定粉的真体积。由于微粒具多孔性，液体因有较大的表面张力而不能透入细小的孔隙，故理论上不能用液体置换法测定粉体的真容积。根据氦气可以透入固体细小孔隙而不被吸附的原理，常用氦气置换法测定其真容积。测定时，先在仪器中通入已知重量的氦气以测得仪器的容积，然后将适量的粉末放在样品管中，抽真空并加温以除去粉末所吸附的空气，再导入氦气，测定容器内的压力和温度，并根据气体定律求出氦气占有的容积，然后用填满空仪器时氦气的容积减去放入粉末样品后氦气的容积，即得到粉末所占有的真容积。

氦气置换法测得的真密度结果准确，但操作较为繁琐且仪器价格高。当粉体中的细小裂隙和孔隙所占容积足够小，可以忽略不计时，可用液体置换法测定，所用液体应不溶解粉末且具有较小的表面张力。液体置换法测得的真密度往往略小于真实值，使用的液体不同，其表面张力等性质不同，真密度测定结果也不同。另外，可将粉末用强大的压力（7000kg/cm²）压成片，测定其体积和重量，求出的密度称为高压密度。此时片中已接近无孔隙，因此高压密度与真密度值十分接近，压片压力可由物料的可压性不同进行调整。

（2）颗粒密度

颗粒密度简称粒密度，可用液体置换法求得，常用的液体是汞。汞有较大的表面张力，在常压下不能透入小于 $20\mu m$ 的微孔中，但可以透入微粒间的空隙中，故测得的容积包括微粒的真容积和微粒内孔隙容积，即粒容积。目前还有用水、苯、四氯化碳等液体进行测定，但使用的液体不同，测定结果也各异。

（3）松密度与振实密度

将粉体装入容器中所测得的体积包括粉体的真体积、粒子内空隙和粒子间空隙。容器的形状、大小、粉体的装填速度及装填方式等均会影响粉体体积。将粉体装填于测量容器时，不施加任何外力所测得密度为最松松密度，施加外力而使粉体处于最紧充填状态下所测得密度为最紧松密度。振实密度随振动次数而发生变化，最终振动体积不变时测得的振实密度即为最紧松密度。

4. 孔隙率的定义

粉体中的孔隙包括粒子本身的孔隙及粒子间的空隙。粉体的孔隙率指总孔隙率，即指粒子内孔隙及粒子间空隙所占容积与粉体总容积之比，通常用分数表示。同理，粒子间隙孔隙率是粒子间空隙容积与粒子总容积的比值。粒子内孔隙率是粒子内孔隙容积与粒子总容积的比值。

5. 孔隙率的表征方法

（1）粉体内孔隙率、粉体间孔隙率、总孔隙率

粉体的充填体积（V）是粉体的真体积（V_t）、粉体内部孔隙体积（$V_内$）与粉体间空隙体积（$V_间$）之和，即 $V = V_t + V_内 + V_间$。

粉体内孔隙率 $\varepsilon_内 = V_内 / (V_t + V_内)$；

粉体间孔隙率 $\varepsilon_间 = V_间 / V$；

总孔隙率 $\varepsilon_总 = (V_内 + V_间) / V$。

也可通过相应的密度计算求得：

$$\varepsilon_内 = \frac{V_g - V_t}{V_g} = 1 - \frac{\rho_t}{\rho_g} \qquad (式2-5)$$

$$\varepsilon_间 = 1 - \frac{\rho_b}{\rho_g} \qquad (式2-6)$$

$$\varepsilon_总 = \frac{V - V_t}{V} = 1 - \frac{\rho_b}{\rho_t} \qquad (式2-7)$$

（2）孔隙率的测定方法

孔隙率的测定方法除了利用上述公式测定外，还有压汞法和氦置换法等。

1）压汞法（本法假定粉体形状规则并呈管状）：在压汞仪中加压，由于汞为不湿润液体，能克服表面阻力进入粉末床内的空隙中，所进入大小跟施加压力关系如下：

$$r = -2\sigma\cos\theta/P \qquad (式2-8)$$

式中，P 为外加压强（N/cm^2）；r 为在该压强下汞能进入的最小孔隙的半径（cm）；σ 为汞表面张力（N/cm）；θ 为汞与粉体的接触角。

一定温度下，θ 和 σ 为定值，压力 P 可由压力计读出，则能计算出 r 值，再根据压入汞的量求出孔隙率（总孔隙率）。

2）氦置换法：在一定的压力下，先在测定器中通入一定质量的氦气并测定其体积，然后排气并装入样品，升温，减压以除去样品吸附的空气，最后通入氦气，用气体定律算出此时氦气的体积，从而求出样品的真体积，估算出样品真密度，进而得出孔隙率（总孔隙率）。

（四）黏性

许多中药固体制剂原料本身具有一定的黏性，特别在吸湿后更容易诱发较强的黏性，使粉体黏结成团，或黏附于器壁表面，影响物料的流动性、稳定性和成品得率。因此，黏性（viscosity）是影响中药固体制剂原料的制剂过程和制剂质量的重要参数。

1. 黏性的定义

当粉体运动时，层与层之间有阻碍相对运动的内摩擦力，即为黏性。

2. 黏性表征方法

（1）黏聚力（cohesive force）

中药固体制剂原料的黏性表征，可借鉴土壤研究领域黏聚力的表征方法。黏聚力的大小取决于制剂原料粒子间的各种物理化学作用力，包括库伦力（静电力）、范德华力、胶结作用等，是物料抗剪强度的力学指标。

（2）黏聚力的测定方法

在土壤研究领域常运用直剪仪测量土壤的黏性，其设备及原理如下：仪器（图2-4）由机架、底座、剪切环、盖子，以及推杆、传力顶针和力分配件组成。水平和竖直应力分别由两个手动油泵通过两个油压千斤顶施加，水平位移用百分表读数测得，千万顶施加的压力由压力传感器标定后从压力表中读出。剪切环内装待测样品，从而假定剪切环上、下两部分的相对位移完全取决于样品上、下两切平面间的摩擦作用。以测得的抗剪切强度值为纵坐标，垂直压力为横坐标进行直线回归，截距即为待测样品的黏聚力，并以黏聚力表征样品的黏性。

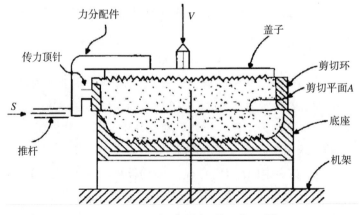

图2-4　粉体直接剪切试验装置[3]

中药制剂原料性状与土壤相类似，其黏性范围与直剪仪的测定范围基本吻合。因此可直接借鉴土壤黏性测定的方法进行测量。具体操作如下：取制剂原料约50g加至直剪仪的剪切盒中，使用400kPa垂直压力预压5分钟，然后分别记录垂直压力50、100、200、300和400kPa时的测力环读数 R，平行测定3次，计算抗剪强度 S（$S = RA$，A 为测力环系数）。以抗剪强度为纵坐标，垂直压力为横坐标，绘制抗剪强度与垂直压力关系曲线，线性回归所得直线在纵坐标上的截距即为粉体黏聚力。

（五）流动性

有些粉体性质松散，吸附性和黏性小，能自由流动，常称这样的粉体为自由流动的粉体（如滑石粉）；另一些粉体则具有潮湿感，吸附性大，黏性也大，常黏结在一起不易流动，这样的粉体称为黏性粉体。这两种粉体的特性之所以有很大的差异，主要是由粉体具有吸附和聚集的特性所引起的。吸附和聚集的原因是粒子间存在着静电力、范德华力、凝集水分的表面张力、粒子表面摩擦力等。粉体的流动性（flowability）是粉体的重要性质之一，与生产直接相关。例如散剂分包装、胶囊剂内容物的充填、片剂压片中的充填过程等均受粉体流动性的影响。

1. 流动性的定义

粉体的流动性与粒子的形状、大小、表面状态、密度、孔隙率等有关，加上颗粒之间的内摩擦力和黏附力等复杂关系，其流动性不能用单一值来表达。

粉体的流动形式很多，如重力流动、振动流动、压缩流动、流态化流动等，其对应的流动性的评价方法也有所不同（见表2-2）。

表2-2　流动形式与其相对应的流动性评价方法[1]

种　类	现象或操作	流动性的评价方法
重力流动	瓶或加料斗中的流出，旋转容器型混合器充填	流出速度，壁面摩擦角，休止角，流出界限孔径
振动流动	振动加料，振动筛充填及流出	休止角，流出速度，压缩度，表观密度
压缩流动	压缩成形（压片）	压缩度，壁面摩擦角，内部摩擦角
流态化流动	流化层干燥，流化层造粒，颗粒或片剂的空气输送	休止角，最小流化速度

2. 流动性表征方法

粉体的流动性常用休止角、流速和压缩度等表示。

（1）休止角（angle of repose）

休止角是指在水平面堆积的一堆粉体的自由表面与水平面之间可能存在的最大角度，即将粉体堆积成尽可能陡的圆锥体形状的"堆"，堆的斜边与水平线的夹角即为休止角，常用 α 表示。其可以由以下公式求得。

$$\tan\alpha = \frac{堆高\ H}{堆底半径\ r} \qquad （式2-9）$$

休止角是检验粉体流动性好坏的最简便方法。粉体流动性越好，休止角越小；粉体粒子表面粗糙，黏着性越大，则休止角也越大。一般认为，休止角≤30°，流动性好；休止角≤40°，可以满足生产过程中流动性的需要；休止角>40°，则流动性差，需采取措施保证分剂量的准确。休止角常用的测定方法有注入法、排出法、容器倾斜法等，如图2-5。

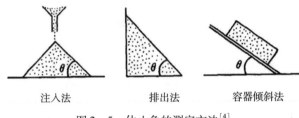

注入法　　　　　　排出法　　　　　　容器倾斜法

图2-5　休止角的测定方法[4]

（2）流速（flow velocity）

流速是指单位时间内粉体由一定孔径的孔或管中流出的速度。其具体测定方法是在圆筒容器的底部中心开口，把粉体装入容器内，测定单位时间内流出的粉体量，即流速。一般粉体的流速快，流动性好，其流动的均匀性也较好。

（3）压缩度（compressibility）

压缩度可用 Carr 压缩性指数表示，即将一定量的粉体轻轻装入量筒后测量最初松体积；采用轻敲法（tapping method）使粉体处于最紧状态，测量最终的体积；计算最松密度 ρ_0 与最紧密度 ρ_f；计算 Carr 压缩性指数 C。

$$C = \frac{\rho_f - \rho_0}{\rho_f} \times 100(\%) \qquad （式2-10）$$

Carr 压缩性指数是粉体流动性的重要指标，其大小反映粉体的凝聚性、松软状态（见表2-3）。

表 2 – 3　压缩度与流动性的关系[5]

压缩度（%）	流动性	压缩度（%）	流动性
5 ~ 15	优	23 ~ 35	差
12 ~ 16	良	33 ~ 38	很差
18 ~ 21	流动顺利	>40	极差

（六）吸湿性

大多数中药制剂原料极易吸湿，吸湿后的粉末能诱发出较强的黏性，继而润湿成团或形成块状物，不仅影响物料的流动性和稳定性，而且还会黏附在制药设备表面，给制剂成型过程带来困难。

1. 吸湿性的定义

吸湿性（hygroscopicity）是指在一定温度及湿度条件下该物质吸收水分的能力或程度，是由于空气中的水蒸气的蒸气压大于物质表面水分产生的水蒸气压时所发生的现象。

2. 吸湿性的表征方法

（1）平衡吸湿量（equilibrium moisture content）

粉体的吸湿特性可用吸湿等温线来表示，即先测定粉体在各种湿度下（温度一定）的平衡吸湿量，再以相对湿度对平衡吸湿量作图即得吸湿等温线。具体操作如下：称取中药制剂原料粉末适量，平摊于称量瓶中，开盖置于干燥器中 12 小时以上脱湿平衡。精密称重后置于一定温度一定相对湿度的恒温恒湿箱中，每隔一定时间取出称重，计算吸湿增重。以时间为横坐标，吸湿增重为纵坐标，绘制吸湿 – 时间曲线。平衡吸湿量即为样品达到饱和时的吸湿增重。

$$吸湿增重\% = \frac{吸湿后样品重量 - 吸湿前样品重量}{吸湿前样品重量} \times 100\% \qquad （式 2 – 11）$$

（2）临界相对湿度（critical relative humidity，CRH）

粉体在相对湿度较低的环境下，几乎不吸湿，而当相对湿度增大到一定值时，吸湿量急剧增加，一般把这个吸湿量开始急剧增加的相对湿度称为临界相对湿度。CRH 是粉体吸湿性大小的衡量指标，物料的 CRH 越小则越易吸湿，反之则不易吸湿。

水溶性粉体的混合物吸湿性更强，根据 Elder 假说，水溶性粉体混合物的CRH 约等于各成分 CRH 的乘积，而与各成分的量无关：

$$CRH_{AB} = CRH_A \cdot CRH_B \qquad (式2-12)$$

式中，CRH_{AB} 为 A 与 B 物质混合后的临界相对湿度；CRH_A 和 CRH_B 分别表示 A 物质和 B 物质的临界相对湿度。

（3）吸湿速度与程度参数[6]

对中药制剂原料吸湿 – 时间线（图2-6）时进行拟合，我们发现在整个吸湿曲线上升段与一元二次方程 $y = ax^2 + bx + c$ 非常吻合，因此得到吸湿方程：

$$w = at^2 + bt + c \qquad (式2-13)$$

式中，w 为吸湿量，t 为时间，a、b、c 分别为常数。

对上述吸湿方程对时间进行一阶求导得到吸湿速度（r）方程

$$r = \frac{dw}{dt} = 2at + b \qquad (式2-14)$$

当 $t = 0$ 时，吸湿初速度 $r_0 = b$；对上述吸湿速度方程再进行一阶求导，得到中药制剂原料的吸湿加速度 $r' = 2a$。

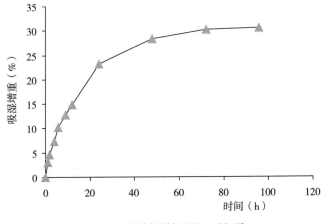

图2-6　制剂原料吸湿 – 时间线

其中，吸湿初速度的大小可能主要取决于中药制剂原料的比表面积以及其表面的毛细孔结构，而吸湿加速度则可能主要取决于中药制剂原料本身的吸湿能力和吸湿基团的分布。

3. 吸湿性的分类

以吸湿量作为分类指标进行吸湿性界定，并不能将中药制剂及制剂原料的吸湿性进行合理的区分和界定。吸湿影响因子虽然能够表征中药制剂原料的吸湿特性[7]，但由于不能测定中成药制剂（如片剂）的粒径和黏性，因此不能应用吸湿影响因子表征剂型的吸湿特性。因此，我们借鉴《欧洲药典》

收载的吸湿性试验方法，结合吸湿速度和程度参数，对中药制剂及制剂原料的吸湿性进行表征和界定，具体方法如下：

（1）取干燥的具塞称量瓶（外径 50mm），于 25℃相对湿度 80%的条件下放置 24 小时后，精密称定重量（m_1）。

（2）取供试品适量，平铺于上述称量瓶中，供试品厚度一般约为 1mm，精密称定重量（m_2）。

（3）将称量瓶敞口，放置于上述恒湿条件下并分别于 0.5、1、2、3、6、9、12、24 小时精密称定重量（m_t）。

（4）计算吸湿增重百分率，以时间为自变量，吸湿增重百分率为纵坐标，绘制吸湿－时间曲线，并进行二项式拟合得吸湿方程 $w = at^2 + bt + c$，增重百分率 $= \dfrac{m_t - m_2}{m_2 - m_1} \times 100\%$

（5）吸湿性特征描述与吸湿性增重的界定。

潮解：吸收足量水分形成液体。

极具吸湿性：吸湿增重不小于 15%。依据其吸湿初速度和吸湿加速度可以分为以下两类：第 Ⅰ 类：1.9 < 吸湿初速度 < 2.8 或 -0.23 < 吸湿加速度 < -0.17；第 Ⅱ 类：1.3 < 吸湿初速度 < 1.9 或吸湿加速度 ≥ -0.16。

有吸湿性：吸湿增重小于 15% 但不小于 2%。依据其吸湿初速度和吸湿加速度可以分为以下两类：第 Ⅰ 类：1.2 < 吸湿初速度 < 1.9 或 -0.13 < 吸湿加速度 < -0.03；第 Ⅱ 类：0.1 < 吸湿初速度 < 1.2 或 -0.04 < 吸湿加速度 < 0。

略有吸湿性：吸湿增重小于 2% 但不小于 0.2%。

无或几乎无吸湿性：吸湿增重小于 0.2%。

（七）压缩成形性

粉体具有压缩成形性（compressibility and compactibility），片剂的制备过程就是将制剂原料（包括辅料）粉末或颗粒压缩成具有一定形状和大小的坚固聚集体的过程。如果颗粒或粉末的处方不合理或操作过程不当就会产生裂片、黏冲等现象。研究制剂原料压缩成形性，对于片剂制剂处方及压片工艺的选择具有重要意义。

1. 压缩成形性的定义

压缩性（compressibility）是指粉体在压力下体积减少的能力；成形性（compactibility）是指物料紧密结合成一定形状的能力。对于固体制剂原料来说压缩性和成形性是紧密联系在一起的，通常简称为压缩成形性。

2. 压缩成形性表征方法

（1）抗张强度（tensile strength）

抗张强度是指使片剂由原始横截面开始断裂的最大负荷，也称为最大的应力或最大抗拉应力。

（2）弹性复原率（elastic recovery）

弹性复原率（E）是将片剂从模孔中推出后弹性膨胀引起的体积增加值（$V'-V$）和片剂在最大压力下的体积（V）之比，即 $E = (V'-V)/V$。

（3）塑性（plasticity）

塑性是一种在某种给定载荷下，材料产生永久变形的材料特性，对大多工程材料来说，当其应力低于极限时，应力 – 应变关系是线性的。另外，大多数材料在其应力低于屈服点时，表现为弹性行为，也就是说，当移走载荷时，其应变也完全消失。

（4）弹性（elasticity）

弹性是物体本身的一种特性，受到外部应力而产生的固体形变，当去除其应力时恢复原状的性质。可以用弹性系数（即弹性作用损失功占压缩总功的比例）来表征。

黏弹性是指同时具有黏性和弹性，形变取决于温度和变形速率的特性。高分子物质或分散体系均具有黏性和弹性的双重特性。

3. 粉体的压缩方程

迄今，反映压缩特性的方程已有 20 多种，在药物制剂的压缩成形研究中应用较多的是 Heckel 方程、Cooper – Eaton 方程和川北方程等（见表 2 –5）。

表 2 –5　粉体的压缩方程式[1]

提　供　者	方　　程　　式
Bal shin	$\ln P = -c_1 \dfrac{V}{V_\infty} + c_2$
Jones	$\ln P = -c_3 (\dfrac{V}{V_\infty})^2 + c_4$
Nutting	$\ln (\dfrac{V_0}{V}) = c_5 P^{c6}$
Smith	$\dfrac{1}{V} - \dfrac{1}{V_0} = c_7 P^{1/3}$

提 供 者	方　程　式
Bal shin	$\ln P = -c_1 \dfrac{V}{V_\infty} + c_2$
Athy	$\dfrac{V - V_\infty}{V} = \dfrac{V_0 - V_\infty}{V} \exp(1 - c_8 x)$
川北	$\dfrac{V_0 - V}{V_0 - V_\infty} = \dfrac{c_9}{1 + c_{10}P}$
Cooper	$\dfrac{V_0 - V}{V_0 V_\infty} = c_{11} \exp(-c_{12}/P) + c_{13} \exp(-c_{14}/P)$
Heckel	$\ln \dfrac{V}{V - V_\infty} = c_{15}P + \ln \dfrac{V_0}{V_0 - V_\infty}$

注：P 为压力，V 为加压后体积，V_∞ 为无限大压力时体积，V_0 为初期体积，x 为粉体层厚，$c_1 \sim c_{15}$ 为常数。

Heckel 方程最常用于压缩过程中比较粉体致密性的研究。将 Heckel 方程中的体积换算为空隙率，其表达式：

$$\ln \frac{1}{\varepsilon} = KP + \ln \frac{1}{\varepsilon_0} \qquad (式 2 - 16)$$

式中，P 为压力；ε 为压缩力为 P 时粉体层的空隙率；ε_0 为最初粉体层空隙率，直线斜率 K 表示压缩特性的参数。

实验表明，直线关系反映由塑性形变引起的空隙率的变化；曲线关系反映由重新排列、破碎等引起的空隙率的变化。一般药物颗粒在压力较小时表现为曲线关系，压力较大时成直线关系。其直线斜率 K 值越大，表明由塑性形变引起的空隙率变化越大，即塑性越好。压缩特性与粉体的种类、粒度分布、粒子形态、压缩速度等有关。

根据 Heckel 方程描述的曲线将粉体的压缩特性分类为三种：

A 型：压缩过程以塑性形变为主，初期粒径不同而造成的充填状态的差异影响整个压缩过程，即压缩成形过程与粒径有关，如氯化钠等。

B 型：压缩过程以颗粒的破碎为主，初期不同的充填状态（粒径不同）被破坏后在某压力以上时压缩曲线按一条直线变化，即压缩成形过程与粒径无关，如乳糖、蔗糖等。

C 型：压缩过程中不发生粒子的重新排列，只靠塑性形变达到紧密的成形结构，如乳糖中加入脂肪酸时压缩过程。压缩曲线的斜率反映塑性形变的程度，斜率越大，片剂的压缩成形越好。

一般来说，Heckel 方程中 A 型物质的斜率大于 B 型物质的斜率。压片过程中以 Heckel 方程描述的信息对处方设计非常有用。

（八）软化点

1. 软化点的定义

对于非晶体物料，固－液的转变是一个软化到熔融的渐变过程，没有一个确定的转变温度，因此引入"软化点"的概念。软化点（softening point）通常用来表征非晶体物料的固－液转变临界温度，可以采用维卡软化点测试仪来测定。中药制剂原料在干燥、制剂成型等过程中，当环境温度变化时常常出现固－液转变的软化、熔融渐变过程而影响生产。由于中药复方或单方制剂的制剂原料一般都是由几十种甚至数百种物质组成的非晶体混合物，因此软化点也是表征中药制剂原料的一个固有属性。

2. 软化点测量方法

借鉴化学药物熔点的测量方法建立了中药制剂原料软化点的测量方法[8]，具体操作如下：

（1）装填样品。将样品先装入一端封口的标准熔点毛细管中，加入样品的高度需控制在 0.4～0.6cm，以保证准确观测样品的初熔状态。

（2）设定参数。将载有样品的毛细管放入熔点仪中，设定仪器参数。仪器参数主要包含最低温度、最高温度和每分钟上升的温度。一般情况下，可预先设定最低温度为 40℃，最高温度为 200℃，每分钟上升 10℃。当初步确定样品的软化点后，进行二次精确测定，调整最低、最高温度，使其包含前次实验测量结果 10℃的上下两端，并设置每分钟上升的温度为 1～2℃，测定其精确软化点。

（3）测量与记录。在此过程中需要肉眼观察，当样品开始发生初熔时点击仪器上的"记录"按钮，记录样品的初熔温度。样品初融时所表现的标志性现象主要为样品表面突然塌陷，体积突然缩小，颜色显著变深。

由于每个样品测量软化点时所设置的最低、最高温度以及每分钟上升温度会有所不同，为保证所选用测量方法的精密度，还需进行精密度测试。具体操作方法如下：

（1）日内精密度

同一样品用同一方法反复测量 5 次，于每次测量前装填样品，计算 RSD

值，RSD 值宜控制在 2% 以内，如 RSD 值≥2%（经过我们 30 次以上数据的验证，初步确定该数值），则需进一步筛选最低、最高温度及每分钟上升温度。

（2）日间精密度

同一样品分别在 1、2、3、4、5、6 天的同一时间点用同一方法测量 1 次，每次测量前装填样品，计算 RSD 值。如 RSD 值≥3%（经过我们 30 次以上数据的验证，初步确定该数值），宜进一步筛选最低、最高温度及每分钟上升温度，同时应考察环境湿度对软化点测量方法精密度的影响。

二、液体制剂原料的物理属性及表征方法

（一）黏性

1. 黏性的定义

流体在受到外部剪切力作用时发生形变（流动），内部相应要产生对形变的抵抗，并以内摩擦的形式表现出来。所有流体在有相对运动时都要产生内摩擦力，称为流体的黏滞性或黏性（viscosity）。

2. 黏性表征方法

（1）黏度

黏度是测量流体内摩擦力所获得的数值。当某一层流体的移动受到另一层流体移动的影响时，此摩擦力显得极为重要。摩擦力愈大，就必须施予更大的力量以造成流体的移动，此力量即称为"剪切"。剪切发生的条件为流体发生物理性移动或分散，如倾倒、散布、喷雾、混合等。

（2）黏度的测定方法

测定高分子液体的黏弹性或流变学性质，或测定线性黏弹性函数可通过以下几个途径：测定使待测样品产生微小应变 $r_{(t)}$ 时所需的应力 $S_{(t)}$；测定对待测样品施加应力 $S_{(t)}$ 时所产生的应变程度 $r_{(t)}$；施加一定剪切速度时，测定其应力 $S_{(t)}$。具体测定方法有两种：第一种方法为不随时间变化的静止测定法，只适用于牛顿流体的测定，即 r_0 一定时，施加应力 S_0；第二种方法为旋转或转动测定法，对于胶体和高分子溶液的黏度，其变化主要依赖于剪切速度：

$$\eta(D) = \frac{S}{D} \qquad （式 2-17）$$

式中，$\eta(D)$ 为非牛顿流体的黏度；S 为剪切应力；D 为剪切速度。

对于牛顿流体可以用具有一定剪切速度的黏度计进行测定。对于非牛顿

流体须采用可以测得不同剪切速度的黏度计进行测定。

1）毛细管黏度计：毛细管黏度计的基本原理是在一定压力下，根据流体的压力差或自身的重量，测定经过一定长度的标准毛细管所需要的时间或流速，并计算流体的黏度。《中国药典》2015 年版四部 0633 黏度测定法规定平氏毛细管黏度计测定运动黏度或动力黏度，乌氏毛细管黏度计测定特性黏度。

2）落球黏度计：落球黏度计的原理是在有一定温度试验液的垂直玻璃管内，使具有一定密度和直径的玻璃制或钢制圆球自由落下，通过测定球落下时的速度，可以得到试验液的黏度。

Hoeppler 落球黏度计：将试验液和圆球装入玻璃管内，外围的恒温槽内注入循环水保持一定的温度，使球位于玻璃管上端，然后准确地测定球经过上下两个标记线的时间，反复测数次，利用下式计算得到牛顿流体的黏度。

$$\eta = t(\rho_b - \rho_l) \cdot B \qquad (式2-18)$$

式中，t 为球落下时经过两个标记线所需时间；ρ_b、ρ_l 为在测定温度条件下球和液体的比重；B 为球本身固有的常数。

3）旋转黏度计：旋转黏度计有双重圆筒型、圆锥圆板型和平行圆板型三种。测定原理：筒内装入试验液，然后用特制的旋转子进行旋转，考察产生的弯曲现象，利用作用力求得产生的应力。双重圆筒型主要用于测定低黏度液体，平行圆板型用于测定高黏度液体。

Ferranti - Shirley 黏度计为圆锥平板黏度计，测定方法为将试验液放在平板的中央，然后把平板推至上面的圆锥下部后对圆锥进行旋转，使试验液在静止的平板和旋转的圆锥之间产生剪切。剪切速度用每分钟圆锥旋转的转速来表示，通过读取产生于圆锥的黏性引力，即剪切应力的刻度可以得到剪切应力，通过对剪切应力与剪切速度作图，用下式计算得到试验液的黏度：

$$\eta = C \cdot \frac{T}{V} \qquad (式2-19)$$

式中，C 为常数；T 为转矩；V 为每分钟的旋转数，即圆锥的转速。

（二）流动性

1. 液体的流动性（fluidity）

流动可视为一种非可逆性形变过程，流动的难易程度与流体本身的黏性有关。

2. 流体的分类

根据流动和形变形式不同，将物质分类为牛顿流体和非牛顿流体。牛顿流体遵循牛顿流动法则，非牛顿流体不遵循该法则。

（1）牛顿流动

纯液体和多数低分子溶液在层流条件下的剪切应力 S 与剪切速度 D 成正比，即为牛顿黏度定律（Newtonian equation），遵循该法则的液体为牛顿流体（Newtonian fluid）。

$$S = \frac{F}{A} = \eta D \quad 或 \quad D = \frac{S}{\eta} \qquad （式2-20）$$

式中，F 为 A 面积上施加的力；η 为黏度（viscosity）或黏度系数（viscosity coefficient），是表示流体黏性的物理常数。

牛顿液体的剪切速度 D 与剪切应力 S 之间呈直线关系，且直线经过原点。这时直线斜率的倒数表示黏度，黏度与剪切速度无关，而且是可逆过程，只要温度一定，黏度就一定。

（2）非牛顿流动

非牛顿流体（non - Newtonian fluid）的流动不遵循牛顿定律，如高分子溶液、胶体溶液、乳剂、混悬剂、软膏以及固液不均匀体系等。此种物质的流动现象称为非牛顿流动（non - Newtonian flow）。

（3）触变流动

随着剪切应力增大，黏度下降，剪切应力消除后黏度在等温条件下缓慢地恢复到原来状态的现象称为触变性（thixotropy）。触变流动曲线的特性表现为剪切应力的下降曲线与上升曲线相比向左迁移，在图2-7上表现为环状滞后曲线。也就是说，与同一个 S 值进行比较，曲线下降时黏度低，上升时被破坏的结构并不因为应力的减少而立即恢复原状，而是存在一种时间差。即所谓的触变性是施加应力使流体产生流动时，流体的黏性下降，流动性增加；而停止流动时，其状态恢复到原来性质的现象。

3. 液体流动性表征方法

液体的流动性常用流速和流动曲线等表示。

（1）流速（flow rate）

流速是指单位时间内液体由一定孔径的孔或管中流出的速度。其具体测定方法是在圆筒容器的底部中心开口，把液体装入容器内，测定单位时间内流出的液体量，即流速。

（2）流动曲线（flow curve）

对于非牛顿流体可以用旋转黏度计测定其黏度，对其剪切速度 D 随剪切应力 S 的变化作图可得流动曲线或黏度曲线。根据非牛顿流体流动曲线的类型把非牛顿流动分为塑性流动、假塑性流动和胀性流动三种。（图2-7）

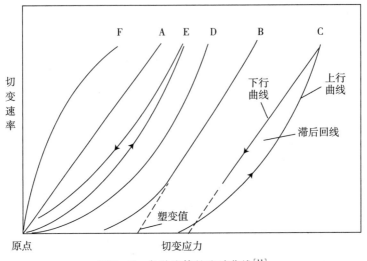

图 2 - 7　各种流体的流动曲线[11]

A. 牛顿流体　B. 塑性流体　C. 塑性流体兼触变性　D. 假塑性流体
E. 假塑性流体兼触变性　F. 胀性流体

1）塑性流动：塑性流动（plastic flow）的流动曲线不经过原点，在横轴剪切应力 S 轴上的某处有交点，将直线外延至横轴，在 S 上某一点可以得屈服值（yield value）。当剪切应力不能达到屈服值以上时，液体在剪切应力作用下不发生流动，而表现为弹性形变。当剪切应力增加至屈服值时，液体开始流动，剪切速度 D 和剪切应力 S 呈直线关系。液体的这种变形称为塑性（plastisity）流动。引起液体流动的最低剪切应力为屈服值 S_0，塑性流体的流动公式：

$$D = \frac{S - S_0}{\eta} \qquad (式 2 - 21)$$

式中，η 为塑性黏度（plastic viscosity）；S_0 为屈服值，单位为 dyne·cm^{-2}。在制剂中表现为塑性流动的剂型有浓度较高的乳剂、混悬剂、单糖浆、涂剂等。

2）假塑性流动：假塑性流动（pseudoplastic flow）或假黏性流动（quasi-viscous flow）的流动曲线，随着 S 值的增大而黏度下降。假塑性流动的公式：

$$D = \frac{S^n}{\eta_a} \qquad (式 2 - 22)$$

式中，η_a 为表观黏度，随剪切速度的改变而改变；n 是指数，n 越大，非牛顿性越大，n = 1 时为牛顿流体。甲基纤维素、西黄蓍胶、海藻酸钠等链状高分子的 1% 水溶液表现为假塑性流动。这种高分子随着 S 值的增大其分子的长轴按流动方向有序排列。因此，可以减少对流动的阻力，易于流动。

3）胀性流动：胀性流动（dilatant flow）的流动曲线经过原点，且随着剪切应力的增大其黏性也随之增大，表现为向上突起的曲线，称为胀性流动曲线。如滑石粉或淀粉等非凝聚性粒子处于密集型状态，其空隙被液体填充，剪切应力较低时，对混悬液缓慢地进行搅拌，粒子排列并不发生紊乱的条件下，表现为较好的流动性。但是，对混悬液进行快速搅拌，即剪切应力较大时，由于其粒子形成疏松的填充状态，粒子空隙不能很好地吸收水分而形成块状集合体，增大粒子间的摩擦力，降低流体的流动性。

（三）相对密度

相对密度（relative density）即物质的密度与参考物质的密度在各自规定的条件下的比值。以水作为参考密度时，即 $1g/cm^3$（水4℃时的密度），也称为比重（specific gravity）。相对密度一般是把水在4℃时的密度当作1来使用，另一种物质的密度跟它相除得到的。相对密度没有单位，数值上与实际密度是相同的。相对密度的具体测定方法可参照《中国药典》2015年版四部0601相对密度测定法进行操作。

参 考 文 献

［1］崔福德. 药剂学［M］. 第2版. 北京：中国医药科技出版社，2011.

［2］毕殿洲. 药剂学［M］. 第4版. 北京：人民卫生出版社，1999.

［3］奚新国，张耀金. 粉体流动性能的测试研究［J］. 盐城工学院学报（自然科学版），2003，16（1）：4－7.

［4］崔福德. 药剂学［M］. 第6版. 北京：人民卫生出版社，2008.

［5］罗杰英. 现代物理药剂学理论与实践［M］. 上海：上海科技文献出版社，2005.

［6］杜若飞，冯怡，刘怡，等. 中药提取物吸湿特性的数据分析与表征［J］. 中成药，2008，30（12）：1767－1771.

［7］付小菊，冯怡，徐德生，等. 中药提取物吸湿特性表征方法再研究［J］. 中成药，2010，32（12）：2075－2079.

［8］李洁. 中药干法制粒技术的应用研究［D］. 上海：上海中医药大学，2011.

［9］王玉蓉，田景振. 物理药剂学［M］. 北京：科学出版社，2005.

第三章　制剂前处理工艺与中药制剂原料理化特性的相关性

中药固体制剂所用的制剂原料多数是饮片经过提取、浓缩、干燥等制备工艺得到的多组分混合物。通常将提取、分离、纯化、浓缩、干燥过程统称为中药制剂的前处理工艺。前处理工艺中的提取、分离、纯化是以保留药效物质基础为前提，最大限度除杂为目的的工艺过程，其方法主要根据临床治疗需求，以及方中各饮片所含的主要药效成分（或组分）的理化性质决定。前处理工艺中的浓缩和干燥是以制备适合后续制剂成型工艺要求的制剂原料为目的的工艺过程。

制剂成型的难易往往与制剂原料的物理属性有直接关系。显然，单纯以有效成分（组分）的转移率或稳定性作为浓缩和干燥工艺的选择依据是不够的。经研究发现，浓缩、干燥工艺与制剂原料的物理属性之间有一定的关联性，如不同干燥设备、不同工艺参数的选用对干燥后制剂原料物理属性有显著影响。因此，在选择浓缩、干燥工艺时，除了考虑有效成分（组分）的转移率或稳定性外，还应考虑浓缩、干燥工艺对制剂原料物理属性的影响，以利于后续的制剂成型。

制剂原料是否易于制剂成型生产，关键之一是我们如何设计制备制剂原料的工艺过程。本章通过研究浓缩、干燥方法以及工艺参数与制剂原料物理属性，阐明浓缩、干燥工艺过程对所制得的制剂原料物理属性可能产生的影响，为选择合适的浓缩、干燥工艺提供设计依据。

第一节　浓缩工艺与制剂原料理化特性

提取液的浓缩是中药制剂生产的关键单元之一。为了提高中药制剂的生产水平和改善中药制剂的质量，近年来一些新的浓缩方法不断被引入中药制药行业，目前常用的浓缩方式主要有蒸发浓缩、冷冻浓缩、膜浓缩、吸附树脂分离浓缩等。

一、浓缩的基本原理与分类

浓缩（concentration）是从溶液中除去部分溶剂的操作过程，按浓缩的原理可以分为平衡浓缩和非平衡浓缩两种方法。平衡浓缩是利用两相在分配上的某种差异而获得溶质浓缩液与溶剂的浓缩分离方法。例如蒸发浓缩是利用溶剂的汽化作用而达到分离目的，加热介质一般为水；冷冻浓缩是利用稀溶液与固体冰在凝固点以下的平衡关系，部分水分因放热而结冰，再将浓缩液与冰晶分离。而非平衡浓缩则是利用半透膜等来分离溶质与溶剂的过程。两相由膜隔开，分离不靠两相的接触；半透膜不仅可用于分离溶剂和溶质，也可以用于分离各种不同分子大小的溶质。

（一）蒸发浓缩

蒸发浓缩（evaporating concentration）是在沸腾状态下，经传热过程，使不挥发或难挥发的物质与在该温度下具有挥发性的溶剂（如乙醇或水）分离至某种程度得到浓缩液的一种工艺操作。常用的蒸发浓缩方法主要有常压蒸发、减压蒸发、薄膜蒸发、多效蒸发等。

蒸发浓缩常常是以蒸发器的生产强度（单位时间、单位蒸发器传热面积上所蒸发的溶媒量）来表示。

$$U = \frac{W}{A} = \frac{K\Delta t_m}{r}\left[kg/m^2 \cdot h\right] \qquad （式3-1）$$

式中，U 为蒸发器的生产强度，W 为蒸发量，A 为传热面积，K 为传热系数，Δt_m 为传热温度差，r 为气化潜能。在蒸发压力一定时，r 可以看作常数。因此，传热温度差和传热系数是影响蒸发浓缩的主要工艺因素。

（二）冷冻浓缩

自20世纪50年代末，学者们开始关注冷冻浓缩（freeze concentration）。Huige[1]等在70年代成功地利用奥斯特瓦尔德成熟效应设置了再结晶过程造大冰晶，并建立了冰晶生长与种晶大小及添加量的数学模型，由此冷冻浓缩技术被应用于工业化生产。冷冻浓缩也已被应用到制药工业，用冷冻浓缩工艺代替真空蒸发浓缩可免去某些口服液制造过程中的醇沉工序，可同时改善口服液的口感[2]。

冷冻浓缩是将稀溶液降温直至溶液中的部分水冻结成冰晶，并将冰晶分离出来，从而使得溶液浓缩。因此，冷冻浓缩涉及固-液两相之间传热介质与相平衡规律。稀溶液的相图如图3-1所示，横坐标表示溶液的浓度，纵坐标表示溶液的温度。曲线DABE是溶液的冰点线，D点是纯水的冰点，E点是低共熔点。当溶液的浓度增加时，其冰点是下降的（在一定范围内）。某一稀溶液的起始浓度为 X_1，温度在 A_1 点。对该溶液进行冷却降温，当温度降低到冰点线 A 点时，若溶液中有冰晶，溶液中的水就会结成冰；若溶液中无冰晶，则溶液并不会结冰，其温度下降至 C 点，此时的溶液成为过冷液体，溶液中很容易生成大量冰晶，并成长变大。此时，溶液的浓度增大为 X_2，冰晶的浓度为 0（即纯水）。如果把溶液中的冰粒从溶液中分离出来，则可以达到浓缩的目的。

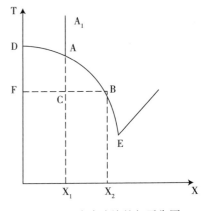

图 3 - 1　冷冻浓缩的相平衡图

　　冷冻浓缩可以分为两个步骤，首先部分水分从溶液中结晶析出，然后将冰晶与浓溶液分离。通常冰晶的形成有两种方式：一种是在稀溶液的冷面上形成厚厚的冰层，这种方式称为渐进层状冻结；另一种是冰晶的形成发生于悬浮液中，通过大量悬浮分散于母液中的冰晶的成长、分离而达到浓缩，称为悬浮冻结。

　　（三）膜浓缩

　　与蒸发浓缩不同，膜浓缩（membrane concentration）和冷冻浓缩一样属于非热浓缩技术，可以有效避免高温对热敏性成分的破坏和挥发性成分的逸散等问题。膜浓缩分离分为反渗透、纳滤、超滤、微滤、膜蒸馏、渗透膜蒸馏、联合膜技术等。其特点是常温操作、无相变，保护热敏性成分和芳香性成分，设备规模小、能耗低。

　　（四）吸附分离浓缩

　　近 10 余年来，大孔吸附树脂在中药及天然药物活性成分和有效部位的分离、纯化中应用越来越多。大孔吸附树脂分离浓缩可以提取有效部分，去除无效部分，达到分离、富集或浓缩有效部位（群）或有效成分（群）的目的，显著降低用药剂量[3-5]。经过吸附分离浓缩（adsorption - separation concentration）处理后得到的固形物一般仅为原生药的 2% ~5% 。

　　目前，国内中药制药企业中仍然以减压蒸发浓缩作为主要的浓缩方式，采用的浓缩设备多为单效浓缩器或多效浓缩器。浓缩过程中主要控制真空度和温度。大量的研究结果表明，浓缩技术及其工艺参数与浓缩液的理化性质有非常密切的关系[6-8]。

二、浓缩方式对制剂原料物理属性的影响

由于工作原理的根本区别，中药提取液经不同的浓缩方式浓缩后必然会引起浓缩液理化性质的变化，但目前的研究几乎都停留于浓缩工艺及其参数对浓缩液化学性质的影响，浓缩工艺对浓缩液物理属性的影响研究几乎空白。

（一）浓缩方式与浓缩液的流体学性质

将中药复方大、小承气汤分别经减压浓缩、闪式浓缩、纳滤膜浓缩至相对密度（室温下）为1.05、1.10、1.15，并测定浓缩液的黏度，结果见表3-1，表明与其他浓缩方式相比，减压浓缩得到的浓缩液黏度相对较高。

表3-1　浓缩方式对浓缩液黏度的影响

样品	相对密度	浓缩方式	黏度（Pa·s）
大承气汤	1.05	60℃减压浓缩	0.0028
		100℃闪式浓缩	0.0018
		LNGNF160 膜浓缩	0.0014
	1.10	60℃减压浓缩	0.0154
		100℃闪式浓缩	0.0101
		LNGNF160 膜浓缩	0.0024
	1.15	60℃减压浓缩	0.0160
		100℃闪式浓缩	0.0099
		LNGNF160 膜浓缩	0.0114
小承气汤	1.05	60℃减压浓缩	0.0028
		100℃闪式浓缩	0.0014
		LNGNF160 膜浓缩	0.0012
	1.10	60℃减压浓缩	0.0153
		100℃闪式浓缩	0.0111
		LNGNF160 膜浓缩	0.0025
	1.15	60℃减压浓缩	0.0159
		100℃闪式浓缩	0.0100
		LNGNF160 膜浓缩	0.0112

（二）浓缩方式与浓缩液的沉降性

将大、小承气汤分别经减压浓缩和闪式浓缩、纳滤膜浓缩至相对密度为1.05、1.10、1.15，并测定浓缩液中混悬物的粒径，结果见表3-2，表明相对密度相同的浓缩液，膜浓缩得到的浓缩液混悬物的粒径较小，不容易发生沉降。

表3-2　浓缩方式对浓缩液粒径的影响

样品	相对密度	浓缩方式	D_{50}（μm）
大承气汤	1.05	60℃减压浓缩	1.13
		100℃闪式浓缩	1.11
		LNGNF160膜浓缩	1.03
	1.10	60℃减压浓缩	3.53
		100℃闪式浓缩	4.13
		LNGNF160膜浓缩	3.16
	1.15	60℃减压浓缩	9.11
		100℃闪式浓缩	9.07
		LNGNF160膜浓缩	6.37
小承气汤	1.05	60℃减压浓缩	1.07
		100℃闪式浓缩	1.11
		LNGNF160膜浓缩	1.10
	1.10	60℃减压浓缩	3.13
		100℃闪式浓缩	3.93
		LNGNF160膜浓缩	3.74
	1.15	60℃减压浓缩	7.11
		100℃闪式浓缩	8.66
		LNGNF160膜浓缩	6.94

此外，中药水提浓缩液的运动黏度与浓缩方法有关，减压浓缩对运动黏度的影响比常压浓缩小，运动黏度随着浓缩液温度的不断升高而降低[9]。因此，对于中药提取液而言，选择合理的浓缩方法，不但可以提高浓缩效率，且所得到的浓缩液具有较小的黏度和沉降性，有利于后续生产工序的进行。

三、工艺参数与制剂原料的物理属性

（一）浓缩液的流体学性质与浓缩工艺参数的相关性

1. 浓缩温度

将大、小承气汤分别在不同温度下经减压浓缩和闪式浓缩两种方式浓缩至相对密度为1.05，并测定浓缩液的黏度。结果表明，对于同一种浓缩方式，浓缩温度与浓缩液的黏度不存在相关关系。

2. 膜孔径

分别将大、小承气汤经不同孔径的纳滤膜进行浓缩，并测定浓缩液的黏度。结果表明，对于同一种浓缩方式，膜孔径与浓缩液的黏度不存在相关关系。

3. 浓缩时间

将大、小承气汤分别经减压浓缩、闪式浓缩和纳滤膜浓缩至相对密度为1.05、1.10、1.15，并测定浓缩液的黏度。结果表明，对于同一种浓缩方式，浓缩液的黏度随浓缩时间的延长而增大。

（二）浓缩液的沉降性与浓缩工艺参数

1. 浓缩温度

将大、小承气汤分别在不同温度下经减压浓缩和闪式浓缩两种方式浓缩至相对密度为1.05，并测定浓缩液的粒径分布，见表3-3。结果表明，对于同一种浓缩方式而言，随浓缩温度升高，粒径增大，浓缩液中的颗粒容易发生沉降。

表3-3 浓缩温度对浓缩液粒径的影响

样品	浓缩方式	浓缩条件	D_{50} （μm）
大承气汤	减压浓缩	60℃	1.13
		70℃	1.17
		80℃	1.18
	闪式浓缩	100℃	1.10
		110℃	1.11
		120℃	1.14

续表

样品	浓缩方式	浓缩条件	D_{50}（μm）
小承气汤	减压浓缩	60℃	1.07
		70℃	1.10
		80℃	1.28
	闪式浓缩	100℃	1.11
		110℃	1.15
		120℃	1.21

2. 膜孔径

分别将大、小承气汤经不同孔径的纳滤膜进行浓缩，并测定浓缩液的粒径。结果表明，对于同一种浓缩方式，膜孔径越大，浓缩液的粒径越大，越容易发生沉降。

3. 浓缩时间

将大、小承气汤分别经减压浓缩、闪式浓缩和纳滤膜浓缩至相对密度为1.05、1.10、1.15，并测定浓缩液的粒径，结果见表3-4。表明对于同一种浓缩方式，浓缩液的粒径随浓缩时间的延长而增大，颗粒容易发生沉降。

表3-4　浓缩时间对浓缩液粒径的影响

样品	浓缩方式	相对密度	D_{50}（μm）
大承气汤	60℃减压浓缩	1.05	1.13
		1.10	3.53
		1.15	9.11
	100℃闪式浓缩	1.05	1.11
		1.10	4.13
		1.15	9.07
	LNGNF160膜浓缩	1.05	1.03
		1.10	3.16
		1.15	6.37

续表

样品	浓缩方式	相对密度	D_{50} （μm）
小承气汤	60℃减压浓缩	1.05	1.07
		1.10	3.13
		1.15	7.11
	100℃闪式浓缩	1.05	1.11
		1.10	3.93
		1.15	8.66
	LNGNF160 膜浓缩	1.05	1.10
		1.10	3.74
		1.15	6.94

四、浓缩方式及工艺参数对制剂原料化学组成的影响

中药复方提取液是一个多组分复杂的整体，其质量与许多因素有关，如药液的理化特性，浓缩时的温度、压力、时间、浓缩器的生产强度等。研究人员比较在不同浓缩温度和时间下得到的浓缩液中化学成分的含量，结果表明浓缩时间是影响有效成分含量变化的主要因素，其中也包含了化学结构的变化[10]。

不同的浓缩方式对浓缩液的影响也不尽相同。宋晓燕等人对比了反渗透浓缩和蒸发浓缩对肾石通颗粒提取液的浓缩效果，发现反渗透膜浓缩后，浓缩液中的丹酚酸 B 转移率高，且该方法能耗低[11]。褚晨亮等研究发现，蒸发浓缩工艺中，热不稳定成分穿心莲内酯的损失大，而应用 PP 棉超滤膜和纳滤膜所组合的浓缩工艺中，穿心莲内酯的转移率可达 95.6%[12]。另有研究结果表明，多级膜分离浓缩法可以去除鼻炎康提取液中 45% 左右的水分，其中主要有效成分蒙花苷和盐酸麻黄碱的保留率在 80% 以上[13]。

虽然膜浓缩工艺具有明显的优势，但在实际生产中广泛应用的仍然是减压蒸发、薄膜蒸发、刮板式蒸发等浓缩工艺。无论何种浓缩方式对热敏成分最本质的影响因素还是浓缩温度和浓缩时间[14,15]。某些成分的降解时间主要集中在浓缩过程的最后阶段。浓缩液较稀时，加热时间的长短对成分降解率影响不大，而浓缩液较稠时成分降解迅速。因此，在浓缩过程中应加快换热速度，缩短物料受热时间，从而减少热敏性成分的降解。

　　此外，中药复方合并浓缩与单独浓缩也有一定的影响。如中药钩藤中的钩藤碱和异钩藤碱属热敏性成分，在钩藤单煎浓缩过程中容易流失，而在与其他中药合并的浓缩液中则相对稳定，含量变化见图 3-2 和图 3-3。

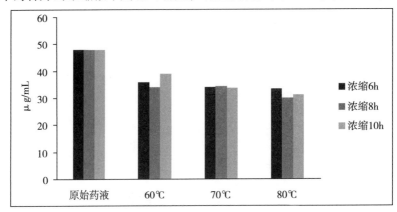

图 3-2　钩藤中钩藤碱与异钩藤碱总含量随浓缩时间与温度变化

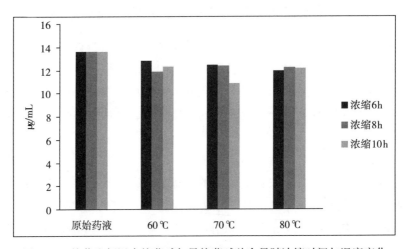

图 3-3　钩芪止颤汤中钩藤碱与异钩藤碱总含量随浓缩时间与温度变化

　　目前，对中药提取液浓缩过程的研究，较多关注于其有效成分，尤其是热敏性有效成分的转移率，而忽略浓缩方式和工艺条件对浓缩液物理属性的影响。随着许多新的浓缩方法的开发和应用，以及中药制剂生产过程的自动化和可控化程度的提高，应该在尽可能保留药效物质的条件下，选择更合适的浓缩方法和工艺条件，使浓缩后的物料更利于后续生产工艺的进行。

第二节　干燥工艺与制剂原料物理属性

干燥（drying）是通过各种方法产生以热能为主，去除制剂原料中所含溶剂的过程。该过程包括热能从周围环境传递到制剂原料表面，使溶剂受热汽化而蒸发，和制剂原料内部湿分传递到制剂原料表面，进而又被汽化蒸发的两个过程。在药剂生产中，固体或半固体制剂的原料一般都需要干燥。

干燥工艺过程是否适宜，直接影响制剂原料中有效成分（或组分）的含量、稳定性，以及干燥后制剂原料的物理属性、成型工艺的难易程度直至制剂成品的质量。

中药制剂原料多为饮片粉末或中药提取物粉末，其组成成分复杂，既含有植物细胞本身的组成部分，也包括类型多样的植物代谢产物；既含有小分子无机成分，又存在大量的有机化合物，以及具有二级甚至三级空间结构的大分子物质。众多化学结构混于一体，决定了中药制剂原料化学组成的复杂性，以及不利于制剂成型的物理属性。干燥后的制剂原料多为无定形态，或无定形与晶体混合态，具有易吸湿潮解、结块、黏性大、流动性差、软化点低等特点。由于干燥过程直接影响制剂原料的物理属性，因此研究干燥方式及干燥工艺条件对干燥后制剂原料物理特性的影响，是选择合适干燥方法的重要参考依据。本节将主要介绍喷雾干燥、真空干燥、微波干燥等方法对干燥后制剂原料物理属性的影响。

一、干燥方法的分类及基本原理

按照热能传递方式，干燥可分为热传导、热对流、热辐射、介电加热四种。按照设备分类有鼓风干燥、喷雾干燥、冷冻干燥、远红外干燥、微波干燥、真空干燥等。其中鼓风干燥、真空干燥、喷雾干燥、微波干燥等方法在中药制剂生产过程中应用较多[16]。

（一）鼓风干燥

鼓风干燥（forced air drying）是指在热风作用下进行常温干燥的方式。生产型的设备称为厢式干燥器，分为水平式进风和垂直式进风两种类型，可通过提高热风温度或加大热风速度来提高干燥效率。装料盘单位面积蒸发的水量可用传热的一般公式计算（见式3-2、3-3）[17]：

$$Q = hA(T_g - T_m) \qquad （式3-2）$$

$$W = Q/r_wA \qquad\qquad (式3-3)$$

式中，Q 为空气传给制剂原料的热量，单位为 kJ/h；h 为空气对制剂原料的传热系数，单位为 kJ/（h·m²·℃）；A 为面积，单位为 m²；T_g、T_m 分别为空气、制剂原料的温度，单位为℃；W 为装料盘单位面积的水分蒸发量，单位为 kg/（h·m²）；r_w 为制剂原料在温度 T_m 时的蒸发潜热，单位为 kJ/kg。

空气对制剂原料的传热系数 h 及制剂原料的蒸发潜热 r_w 与制剂原料层的间距、制剂原料层的厚度及风机的风量有关。在操作过程中，为保证制剂原料的干燥质量，制剂原料层不能太厚，一般不超过 10mm。

风机的风量是鼓风干燥的关键参数，可通过下式计算：

$$L = 3600uA/\rho_v \qquad\qquad (式3-4)$$

式中 L 为热风量，单位为 kg/h；u 为风速，单位为 m/s；A 为断面积，单位为 m²；ρ_v 为空气的湿比容，单位为 m³/kg。目前厢式干燥器的热风风量多在 5000kg/h。

（二）真空干燥

真空干燥（vacuum drying）又称为减压干燥，是将待干燥制剂原料置于密闭的干燥室内，对干燥室抽真空并不断加热的过程。蒸汽压下降使被干燥物的表面水分（溶剂）达到饱和状态而蒸发（真空度与水的沸点之间的关系见表3-5），并由真空泵及时排出回收。生产型设备又称为真空厢式干燥器。

表3-5 真空度与水的沸点的关系表[17]

沸点 (℃)	真空度 (kPa)	沸点 (℃)	真空度 (kPa)	沸点 (℃)	真空度 (kPa)	沸点 (℃)	真空度 (kPa)	沸点 (℃)	真空度 (kPa)
0	-100.5	20	-98.7	40	-93.7	60	-81.2	80	-53.9
1	-100.4	21	-98.6	41	-93.3	61	-80.3	81	-51.9
2	-100.4	22	-98.4	42	-92.9	62	-79.3	82	-49.9
3	-100.3	23	-98.3	43	-92.5	63	-78.3	83	-47.8
4	-100.3	24	-98.1	44	-92.0	64	-77.2	84	-45.6
5	-100.2	25	-97.9	45	-91.5	65	-76.1	85	-43.4
6	-100.1	26	-97.7	46	-91.0	66	-75.0	86	-41.1
7	-100.1	27	-97.5	47	-90.5	67	-73.8	87	-38.7
8	-100.0	28	-97.3	48	-89.9	68	-72.6	88	-36.3
9	-99.9	29	-97.1	49	-89.4	69	-71.3	89	-33.8

续表

沸点 (℃)	真空度 (kPa)	沸点 (℃)	真空度 (kPa)	沸点 (℃)	真空度 (kPa)	沸点 (℃)	真空度 (kPa)	沸点 (℃)	真空度 (kPa)
10	-99.9	30	-96.8	50	-88.8	70	-70.0	90	-31.2
11	-99.8	31	-96.6	51	-88.2	71	-68.0	91	-28.5
12	-99.7	32	-96.3	52	-87.5	72	-67.0	92	-25.7
13	-99.6	33	-96.1	53	-86.8	73	-65.7	93	-22.8
14	-99.5	34	95.8	54	-86.1	74	-64.2	94	-19.8
15	-99.4	35	-95.5	55	-85.4	75	-62.6	95	-16.8
16	-99.3	36	-95.2	56	-84.6	76	-61.0	96	-13.6
17	-99.1	37	-94.8	57	-83.8	77	-59.3	97	-10.4
18	-99.0	38	-94.5	58	-83.0	78	-57.5	98	-7.0
19	-98.9	39	-94.1	59	-82.1	79	-55.7	99	-3.6

　　真空干燥过程中，干燥室内的压力始终低于大气压力，含氧量低，干燥温度也相对较低，提高真空度或加热温度均可提高真空干燥效率。干燥后产品疏松多孔，易于粉碎，其色泽和溶解性优于鼓风干燥法。真空干燥因其生产工艺简便、耗费低等优点已成为目前应用最广泛的干燥工艺之一。

　　真空干燥方法的缺点是生产能力小，干燥中药浸膏时装盘量不能太大，以免起泡溢出盘外。常规真空干燥为间歇操作，劳动强度大，现已有新型的连续式真空干燥机问世，可以连续进料收料，大大降低了工作强度。

　　（三）喷雾干燥

　　喷雾干燥（spray drying）因其独特的优势，在中药行业中应用已经非常普遍，主要用于中药提取液的干燥，也可以用于制备微囊微球等。与传统的干燥工艺相比，中药提取物采用喷雾干燥的方式进行干燥具有明显的优势，主要体现在：

　　（1）物料能实现瞬间干燥。料液经雾化器雾化后，其比表面积增大若干倍，表3-6显示了液滴尺寸和球形液滴表面积的关系。与热空气的接触面积增大，雾滴内部水分向外迁移的路径缩短，减少了传递时间，提高了干燥速率。干燥时间在2~35秒钟以内，就能除掉90%~95%的水分[18]。对于生产型设备，热风和液滴的运动方向为并流式，物料在干燥室内的平均停留时间约为20~40秒钟，特别适合含有热敏性成分的中药提取液的干燥。

表 3-6　液滴尺寸和球形液滴表面积的关系[20]

总体积（m³）	液滴直径	液滴数（个）	每个液滴表面积	液滴总表面积（m²）
1	1cm	1.986×10^6	3.14cm²	623.6
1	1mm	1.986×10^9	3.14mm²	6236
1	100μm	1.986×10^{12}	31400μm²	62360
1	1μm	1.986×10^{18}	3.14μm²	6236000

（2）干燥时物料本身的温度低。喷雾干燥过程中，液滴经过短暂的预热，很快达到一个稳定的温度，这个稳定的温度接近气体的湿球温度。表 3-7 是初始温度为 20℃、相对湿度为 80% 的常压空气被加热至不同温度下的湿球温度。由表可知，高温气体的湿球温度远远低于其干球温度。这表明，干燥过程中物料本身的温度远低于热风温度，因此喷雾干燥尤其适合于热敏性物质的干燥。黄嗣航等[19]比较了常压干燥、减压干燥、喷雾干燥三种不同的干燥方式对金刚藤浸膏中薯蓣皂苷元的影响，结果喷雾干燥得到的产品中薯蓣皂苷元含量最高，为 0.0869mg/g，而减压干燥和常压干燥得到的产品中薯蓣皂苷元含量均有不同程度的降低，常压干燥的仅为 0.0588mg/g。

表 3-7　相对湿度为 80% 的常压空气在不同温度下的湿球温度

温度（℃）	湿球温度（℃）
20	17.6
60	28.4
100	35.8
200	47.6
500	64.4

（3）喷雾干燥制得的粉末粒径在 5~70μm 之间，减少了粉碎过程，提高了生产效率。

（4）经喷雾干燥得到的浸膏粉在产品的均匀性、溶解性及含量稳定性方面，均优于传统工艺。

（5）广泛应用于不同固含量的中药提取液。中药提取液可以直接干燥，也可以浓缩后干燥，需干燥料液的固含量可低于 2%，也可达 50%，只要液体具有较低的黏度，均可被雾化干燥。

（6）整个干燥过程在密闭的系统中完成，产品不会受到外界的污染，符合 GMP 要求。

因此，喷雾干燥近年来在中药行业的发展应用十分迅速，越来越多的中药提取液采用喷雾干燥的方式进行干燥。

喷雾干燥过程对中药制剂原料的物理属性影响较大。其主要影响因素有：①进风温度及出风温度；②干燥空气流量、湿度；③干燥仪结构设计（包括雾化器）；④料液成分、浓度；⑤进料速度。

在条件允许的前提下，通常采用较高的进风温度和较低的出风温度，两者之间的温差越大，干燥能力越强，干燥速度越快。在确定了进出风温度后，可根据下式计算所需的干燥空气量 G（该计算结果忽略空气中所含水分）。在实际生产中，由于空气湿度的影响，实际的工作效率低于计算值[17]。

$$G = 4.082(T_i - T_o)\left[W(\gamma + 0.46T_o - T_f) + Pc_p(T_p - T_f) + Q_L + G_a \times 0.24(T_o - T_a)\right] \qquad （式 3-5）$$

式中，W 为水分蒸发量，单位为 kg/h；P 为固含量，单位为 kg/L；γ 为蒸发潜热，一般取 595kcal/kg；T_i、T_o、T_p、T_f、T_a 分别为进风温度、出风温度、干燥粉温度、料液温度、大气温度，单位为℃；c_p 为固形物比热容，单位为 kcal/（kg·℃）；Q_L 为干燥室的散热损失，单位为 kcal/h。

如果进风空气相对湿度较大，其对干燥效率的影响则不能忽略。进、排风的相对湿度关系如式 3-6。相对湿度越大，蒸发相同水分所需的热空气量越多。

$$H_2 = H_1 + W/G \qquad （式 3-6）$$

式中，H_1，H_2 分别为进风、排风的绝对湿度，单位为 kg/kg。

喷雾干燥的雾化器大致可分为三种，即气流式、压力式、离心式。实验型设备大多以气流式为主，生产型以离心式为主。离心式雾化器的稳定性较好，若需改变进料速率，在其他操作条件不变的情况下，只需适当改变雾化轮转速，即可保持原有粒径分布。由于离心式雾化器的雾滴初始速度方向是水平的，因此干燥室高度较低时也可以达到干燥效果，对厂房的建设要求也随之降低，是中药生产中最常用的雾化形式。

喷雾干燥法主要的缺点是热效率较低，一般在 40% 以下。由于中药制剂原料本身性质的原因，喷雾干燥过程中常常会出现各种黏壁问题，导致收率下降，甚至直接影响喷雾干燥的顺利进行，有关这部分内容将在本章第三节中具体讨论。

（四）微波干燥

微波干燥（microwave drying）又称介电干燥，制剂原料中的水分子在高频交变电场力的作用下转动，剧烈的碰撞和摩擦迅速产生热能，从而使水分子汽化。微波干燥机理与普通干燥方法不同，鼓风干燥、真空干燥等方法是靠温度差由外向内传递能量，靠浓度差从内向外扩散水分。而微波干燥则是制剂原料内部产生能量，传质的推动力主要是制剂原料内部迅速产生的蒸汽所形成的压力梯度。微波干燥法加热均匀、热效率高、干燥时间短。另外微波可对生物体新陈代谢功能产生破坏，具有杀虫和灭菌的作用。

微波透入介质表面并向里传播时，能量不断被吸收转化成热能，微波所携带的能量由表向里以指数衰减，衰减到只有表面处的 $1/e^2 \approx 1/2.72^2 \approx 13.5\%$ 时，所透入的介质深度 D，即为"穿透深度"。一般介质的穿透深度大致与波长是同一数量级。如常用的频率为 915MHz（λ33cm）和 2450MHz（λ12.2cm），通常被干燥物料的 D 值约为几十到几厘米范围。如果物料太厚，则不能做到表里一致的均匀加热[21]。

微波干燥的效果和被加热物料的电性质有密切关系。微波功率与介质的介电常数 ε' 和损耗正切 $\tan\delta$ 之积成正比。各种物质的 ε' 并不相同，水的 ε' 特别大，为 78.54。因此含水量越高，微波效率越高，干燥效果越明显[21]。含其他溶剂（如乙醇的 ε' 为 24.5）的制剂原料则因干燥效率低，并不推荐使用微波干燥法。

近年来，一些研究者根据微波干燥和真空干燥各自的优点，发展了一项新技术即微波真空干燥技术，麻黄、黄芩、白芍、淫羊藿等中药提取液微波真空干燥的有效成分保留率均高于真空干燥和鼓风干燥等其他干燥方法[22]。

二、干燥方式对干燥后制剂原料物理属性的影响

不同的干燥方式对干燥后制剂原料的收率及质地、吸湿性、流动性、黏性、复溶性等物理属性均有不同程度的影响，而这些物理属性又直接与成型工艺的难易程度相关，因此了解干燥方式对制剂原料的物理属性将产生何种影响，有助于我们选择更为合适的干燥方式和干燥工艺条件。

（一）对制剂原料吸湿性的影响

多数中药制剂原料都比较容易吸湿，吸湿性与其所含的复杂多组分有关，也与干燥方式有一定的联系。不同的中药提取液经不同的干燥方式干燥后，产品的平衡吸湿量各不相同（见表 3-8）[23、24]。

表3-8 中药制剂原料干燥后的性状及吸湿性比较

中药品种	干燥方式	平衡吸湿量（%）
大黄	鼓风干燥	68.5
	真空干燥	62.5
	喷雾干燥	53.2
	微波干燥	59.6
	冷冻干燥	54.6
调经益母片	真空干燥	27.2
	喷雾干燥	30.7
	微波干燥	27.1
	冷冻干燥	28.0
肾石通颗粒	真空干燥	25.6
	喷雾干燥	28.2
	微波干燥	25.4
	冷冻干燥	30.6

（二）对制剂原料流动性的影响

制剂工艺过程中，要求制剂原料具有一定的流动性。研究发现不同的干燥方法对制剂原料流动性的影响较大。从图3-4中可知：不同干燥方法制得的浸膏粉Carr指数不同。比较几种干燥方法（图3-5），喷雾干燥所得到的

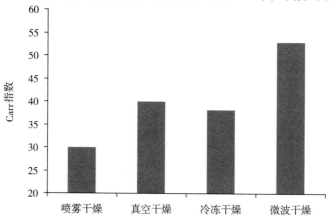

图3-4 不同干燥方法制备复方板蓝大青方浸膏粉流动性比较

复方板蓝大青方浸膏粉的流动性较差，松密度最低[25]，在后续的制剂过程中，可能会导致成型困难。

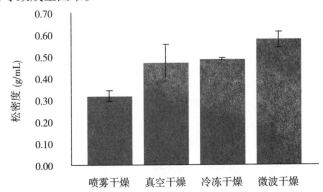

图 3 – 5　不同干燥方法制备复方板蓝大青方浸膏粉的松密度比较（$n = 5$）

（三）对制剂原料黏性的影响

黏性代表了干燥产物凝聚力的大小。在固体制剂生产过程中，黏性过大不仅影响固体粉末的分散性、流动性，还会黏附于设备表面，使生产效率低甚至导致生产中断。

粉末黏性的测定方法详见第二章。一般来说，固体粉末黏性与其含水量成正相关。但我们发现干燥方式不同，这一关系并不一定成立。如用不同干燥方式得到的调经益母片制剂原料的凝聚力变化与含水量变化不成比例；而肾石通颗粒喷雾干燥和冷冻干燥后的制剂原料含水量几乎相同，但凝聚力差异很大[24]，详见表 3 – 9。由此可见，干燥方法由于干燥原理不同，可能导致干燥后制剂原料的吸湿性、流动性、黏性等物理属性有较大的差异。因此，在选择干燥方法时，应同时考虑不同干燥方法对制剂原料物理属性的影响。

表 3 – 9　不同干燥工艺中药制剂原料的凝聚力和含水量

中药品种	干燥方法	凝聚力（kPa）	含水量（$\bar{x} \pm SD$,%）
调经益母片	真空干燥	0.1228	5.67 ± 0.10
	喷雾干燥	0.0581	4.78 ± 0.07
	微波干燥	0.4341	6.71 ± 0.08
	冷冻干燥	0.4963	10.39 ± 0.91

续表

中药品种	干燥方法	凝聚力（kPa）	含水量（$\bar{x} \pm SD$,%）
肾石通颗粒	真空干燥	2.4390	8.57 ± 0.07
	喷雾干燥	0.6786	7.01 ± 0.17
	微波干燥	0.6845	7.45 ± 0.69
	冷冻干燥	2.0812	7.99 ± 0.16

三、干燥工艺参数对制剂原料物理属性的影响

不同的干燥方式都有其可以调节的工艺参数，参数的设置也会影响干燥产物的物理属性，如喷雾干燥的进风温度影响干燥产物含水量和黏性，真空干燥的真空度对干燥产物松密度影响显著等。研究工艺条件与制剂原料物理特性的关系有助于选择最佳的干燥工艺，得到物理属性较好的制剂原料。

（一）喷雾干燥工艺参数对制剂原料物理属性的影响

喷雾干燥工艺参数是影响干燥效果及干燥产物质量的重要因素。其中进风温度、进料速度、雾化效果是最主要的三个参数。研究各参数对于喷雾干燥过程的影响，有助于选择合理的工艺参数，避免喷雾干燥过程中出现黏壁，提高干燥产物得率，改善干燥后产物的物理属性等。

1. 进风温度

较高的进风温度可以增大液滴的蒸发强度，使液滴在接触塔壁之前表面就已经固化，有效减少黏壁损失，从而提高干燥产物收率。表 3-10 显示，随着进风温度的提高，其喷雾干燥产物得率也随之提高[25、26]。

但是，对于热稳定性较差的制剂原料，过高的进风温度可能导致有效成分的降解而影响药效。中药制剂原料中常含有小分子糖、有机酸等物质，使制剂原料的玻璃化转变温度（T_g）下降，当仪器内部温度超过其 T_g 时，干燥得到的产物就会软化，黏附在干燥器壁上发生热熔型黏壁，导致收率降低。此外，温度对干燥后制剂原料的粒径有一定影响，进风温度较低时，溶液雾滴瞬间成核的速度降低，液滴之间碰撞的几率增大并黏结成大颗粒，使粒径增大，见表 3-11，所得到的制剂原料的水分含量也偏高[25-28]。

表3-10　不同进风温度下不同中药提取液喷雾干燥产物得率

进风温度 （℃）	黄芪提取液 （%）	玄麦甘桔方 提取液（%）	含50%乳糖的玄麦 甘桔方提取液（%）	茵杖舒胆 提取液（%）
90	75.2	73.1	74.4	/
100	81.2	80.4	80.6	92.2
110	84.9	83.8	85.8	/
120	85.4	85.8	86.8	91.5
130	86.0	86.3	86.9	/
140	87.7	87.4	87.3	88.3
150	88.0	88.5	87.9	/

表3-11　不同进风温度喷雾干燥复方板蓝大青方浸膏粉的粒径分布及含水量

进风温度（℃）	D10	D50	D90	含水量（%）
150	3.071	9.272	20.349	7.23
160	2.708	7.590	16.610	6.77
180	2.640	7.675	17.202	6.36
190	2.752	7.682	16.952	6.02

　　注：D10、D50、D90 指样品累计粒度分布百分数达到10%、50%、90%时所对应的粒径。

2. 进料（液）速度

　　进料（液）速度一般用蠕动泵的转速或单位时间进液体积表示，是反映干燥速度的参数。进料速度越快，单位时间所得干燥产物的量越大。

　　进液速度应与设备能够提供的热量相匹配，进料速度过快，会导致水分不能被完全蒸发，发生半湿物料黏壁而收率下降，见表3-12[25、26]。进料速度过低，干燥效率低，且可能导致干燥产物过度干燥，而失去结合水或产生静电。进料速度越快，所得干燥产物的粒径有变大的趋势，见表3-13。

表3-12　不同进液速度下中药提取液喷雾干燥产物得率

进料速度 （mL/min）	黄芪提取液 （%）	玄麦甘桔方 提取液（%）	含50%乳糖玄麦 甘桔方提取液（%）	茵杖舒胆 提取液（%）
12.0	76.5	73.7	75.3	/
10.5	81.3	81.5	75.9	87.2

进料速度 （mL/min）	黄芪提取液 （%）	玄麦甘桔方 提取液（%）	含50%乳糖玄麦 甘桔方提取液（%）	茵杖舒胆 提取液（%）
9.0	85.9	86.8	84.2	91.5
7.5	88.9	88.2	87.9	93.9
6.0	90.2	89.7	89.2	/
4.5	90.1	89.9	89.4	/

表 3-13　不同流速喷雾干燥复方板蓝大青方浸膏粉的粒径分布

进料速度（mL/min）	D10	D50	D90
3.0	2.475	6.759	14.229
4.5	2.847	7.291	15.581
6.0	3.156	8.351	17.823

3. 雾化效果

喷雾干燥仪雾化器常用的有压力式、气流式和离心式三种，中药生产企业主要采用后两种雾化器。气流式雾化器以压缩气体为动力源，当压缩气体以很高的速度从雾化器喷出时，料液的流速很低，两者存在着很大的速度差，速度差的存在使气液之间产生摩擦力和剪切力，液体在瞬间被拉成一条条细长的丝，接着这些液丝在较细处很快断裂而形成微小的雾滴。丝状体的存在时间取决于气液间的相对速度和料液的物理属性。雾化压力越大，相对速度越高，产生的液丝越细，液滴粒径越小（见表3-14），干燥越完全。表3-15显示了不同雾化压力下中药制剂原料喷雾干燥产物的得率，干燥越完全，收率越高。料液的黏度越大，液丝存在时间越长，液滴的粒径越大。因此，用气流式喷雾干燥处理某些高黏度溶液时，所得干燥品呈现絮状，即为液丝直接干燥得到的结果。

表 3-14　不同雾化压力对复方板蓝大青方浸膏粉的粒径分布的影响

雾化压力（bar）	D10	D50	D90
0.41	3.244	9.488	20.591
0.55	2.412	6.549	13.621
0.75	2.098	5.854	12.01
1.05	1.829	5.094	10.629

表 3–15　不同雾化压力对中药提取液喷雾干燥产物得率的影响

雾化压力（bar）	黄芪提取液（%）	玄麦甘桔方提取液（%）	含50%乳糖的玄麦甘桔方提取液（%）
0.30	0	0	0
0.41	73.1	73.6	72.5
0.55	85.3	83.5	82.7
0.75	88.2	86.5	87.9
1.05	89.3	87.6	87.9
1.35	89.0	87.0	88.2

（二）真空干燥工艺参数对制剂原料物理属性的影响

真空干燥过程中干燥温度对产物的吸湿性、流动性等物理属性影响不大，真空度对吸湿速率常数和平衡吸湿量有显著影响，而对临界相对湿度无影响。

以复方板蓝大青方为例，不同真空度干燥制得的干燥产物的吸湿曲线和计算得到的吸湿方程见图3–6、表3–16。真空度越高，制得的干燥产物吸湿速率常数越大，平衡吸湿量越大，干燥产物的含水量越低，这可能因为真空度越高，干燥产物发泡所致，孔隙率越高，表面积越大，吸湿能力越强[25]。

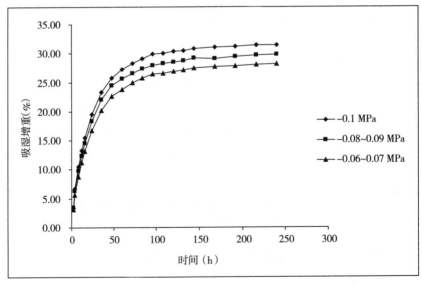

图 3–6　不同真空度下复方板蓝大青方干燥粉末吸湿曲线

表3-16　不同真空度下复方板蓝大青方干燥粉末吸湿方程及常数

真空度（MPa）	$F = a\ln t + b$	r	a	平衡吸湿量（%）	含水量（%）
$-0.06 \sim -0.07$	$y = 6.3785\ln(x) - 3.1766$	0.9866	6.3785	28.13	7.66
$-0.08 \sim -0.09$	$y = 6.8743\ln(x) - 3.2196$	0.9888	6.8743	29.75	6.89
-0.1	$y = 7.3075\ln(x) - 3.4693$	0.9911	7.3075	31.47	6.05

随着真空度的提高，干燥产物的松密度越小（表3-17），同时表征干燥产物流动性的 Carr 指数则呈减小的趋势（表3-18），即流动性增大。压缩度是 Carr 指数变化的主要原因，压缩度的变化同样可以从孔隙率提高的角度进行解释。

表3-17　不同真空度下复方板蓝大青方干燥粉末的松密度

真空度（MPa）	松密度（ρ_a）
$-0.06 \sim -0.07$	0.5779
$-0.08 \sim -0.09$	0.5378
-0.1	0.4563

表3-18　不同真空度下复方板蓝大青方干燥粉末流动性指数

真空度（MPa）	休止角		压缩度（C_p）		平板角（θ_s）		凝集度		Carr指数
	测试值	指数	测试值	指数	测试值	指数	测试值	指数	
$-0.06 \sim -0.07$	49	12	37	5	68	12	2	15	44
$-0.08 \sim -0.09$	47	12	41	2	67	12	3	15	41
-0.1	47	12	51	0	75	10	3	15	37

干燥工艺参数主要通过改变干燥产物的粒径、孔隙率等微观结构，从而改变干燥产物的宏观物理属性。其中吸湿速率、流动性、松密度、粒径等受干燥工艺参数影响明显，而临界相对湿度则主要受干燥产物本身性质的影响，与工艺参数关系不大。

第三节　中药喷雾干燥黏壁原因及抗黏壁方法

随着喷雾干燥技术在中药行业中的应用，较为突出的一个共性问题就是黏壁。黏壁将会导致物料在干燥塔内停留时间延长，成分易降解；干燥产物的含水量超标或产生焦屑；干燥品批间物理属性差异增大，进而影响后续制剂；指标成分或有效成分分布不均匀；部分中药提取液在干燥过程中出现熔融或软化，收率低。

一、喷雾干燥黏壁原因分析

（一）喷雾干燥黏壁的分类

一般将黏壁分为三种类型[20]，半湿物料黏壁、热熔型黏壁和干粉表面附着黏壁。中药提取液喷雾干燥黏壁也同样会出现这三种类型。

1. 半湿物料黏壁

若喷出的料液在未达到表面干燥之前即与干燥塔壁接触，以湿黏状态黏在热壁上。这类黏壁的特点是：在很短的时间内层层堆积[29]，往往造成块状物料表面被烧焦，而内部含水量超标，影响正常生产[30]。

2. 热熔型物料黏壁

由于干燥塔内的粉料在干燥温度下熔融或软化发黏，黏于喷雾干燥仪内壁而产生，主要取决于待干燥物料的性质。

3. 干粉表面附着黏壁

喷雾干燥粉由于颗粒细小，比表面积大，表面张力大，或由于静电原因，颗粒碰到器壁黏附而形成干粉表面吸附黏壁。

（二）喷雾干燥黏壁原因分析

一般可以从喷雾干燥的工艺参数、被干燥物料的化学组成、干燥过程中物料物理属性改变等角度分析黏壁的原因。

1. 喷雾干燥工艺参数

工艺参数设置不合理可能造成黏壁。一种情况是雾化器和喷雾干燥塔不匹配，常用的两种雾化器各有特点，气流式雾化器喷射出来的雾滴是被压缩空气（或蒸汽）夹带着前进的，雾滴直接喷射的距离很长，但喷雾角较小。因此，干燥塔要有足够的高度，来满足高速前进的雾滴的运动范围。当气流过大，或干燥塔高度不够，黏壁往往发生在干燥塔偏下的位置，见图3-7（a）。离心式雾化器的雾滴运动方向则是径向的，因此，这类雾化器由于离心力过大，或干燥塔的直径太小，则主要黏附在对着雾化器径向的器壁上，见图3-7（b）。

热风在干燥仪内的运动状态直接影响黏壁情况。由于热风的状态难以检测，因此多用流体力学技术进行数值模拟研究。如利用计算流体力学（Com-

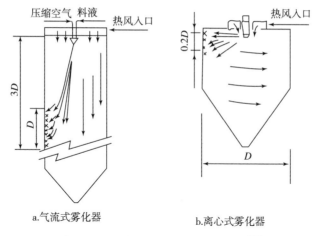

a.气流式雾化器　　　　　　　　b.离心式雾化器

图 3 – 7　不同类型雾化器的黏壁区域[20]

putational Fluid Dynamics，CFD）研究喷雾干燥工艺参数对物料器壁沉积的影响。研究表明，浓度高的溶液颗粒易聚集，与器壁的撞击率增加，而当进液速度和物料浓度降低时，则器壁沉积率越低[31]。应用 Fluent 软件模拟小试规模的喷雾干燥过程表明，工艺参数是影响器壁沉积的重要因素。模拟和试验结果均表明压缩空气速率越低，器壁沉积越严重[32]。还有研究者试图通过改变喷嘴的结构来降低器壁沉积。应用 CFD 模拟喷雾干燥，通过简单改造干燥空气进口的几何模型，降低喷雾角（从 60℃ 降到 45℃）可降低器壁沉积率，较低的喷雾角度使粒子大部分沉积在干燥塔的圆锥部位[33]。

2. 物料的化学组成与黏壁

物料本身的性质也是导致黏壁，尤其是热熔型黏壁的重要原因。食品行业中有研究显示，果糖、葡萄糖和蔗糖的无定形态属于分子高能态，结晶态则属于相对低能态，更加稳定。在无水条件下，这些无定形态的糖类的 T_g 在 5～100℃之间。然而，由于水起到增塑剂的作用，实际测得的 T_g 往往较低。因此，小分子糖类往往是食品发生喷雾干燥黏壁、储藏结块、吸湿发黏的主要原因。T_g 对含糖类物料喷雾干燥的影响研究显示，提高含糖类物料的 T_g 可使喷雾干燥顺利进行[34]。另外，有报道有机酸（如柠檬酸、苹果酸、酒石酸）也是导致热熔型黏壁的原因之一[35]。水、有机酸、小分子糖等成分对喷雾干燥黏壁的影响见表 3 – 19。

表 3 – 19　食品行业中被认为引起黏壁的主要因素[35]

因素	对黏壁的贡献
蛋白质	–
多糖	–
脂肪	+
小分子糖	+ +
有机酸	+ +
水或相对湿度	+ + +

注：–表示基本没有贡献；+表示具有明显贡献；+ +表示具有较高贡献；+ + +表示具有极高贡献。

　　随分子量增加，T_g 也会增加[36]，大分子物质如碳水化合物、蛋白质等由于具有较高的 T_g，一般无显著黏性。全脂奶粉比脱脂奶粉更易黏壁[37]，在相同湿度下，全脂奶粉的黏结性是脱脂奶粉的 2 倍[38]。其原因是脂肪在高于室温时就发生熔融，粉末软化，液体桥增多，最终导致全脂奶粉结块。添加低水解的麦芽糊精可以改善喷雾干燥黏壁[39]。

　　研究表明，小分子糖和有机酸是中药水提液喷雾干燥发生热熔型黏壁的主要原因。表 3 – 20 显示，中药中常见的小分子糖和部分有机酸，在喷雾干燥时均出现严重的热熔型黏壁现象。

表 3 – 20　中药含有的小分子糖和有机酸喷雾干燥黏壁情况

	分子量	熔点（℃）	T_g（℃）	喷雾干燥现象
葡萄糖	192	153	31	黏壁
果糖	134	101	5	黏壁
蔗糖	116	300	62	黏壁
柠檬酸	192	153	16	黏壁
苹果酸	134	101	11	黏壁
没食子酸	170	240	/	不黏壁
丁二酸	118	185	/	不黏壁
丙二酸	104	134	/	不黏壁
草酸	90	189	/	不黏壁
酒石酸	150	205	/	不黏壁
富马酸	116	300	/	不黏壁

注：表中"/"为液化合物的 T_g 值未见报道。

选取 26 种常见中药材，入药部位包括了果实、种子、根、茎、叶、全草、树皮、花等。利用 α－Astree 统计分析软件的判别分析法（DFA），对药材水提液中的化学成分与喷雾干燥黏壁之间的关系进行分析，结果见图 3－8（图中 PTT 为葡萄糖；ZT 为蔗糖；GT 为果糖；PGS 为苹果酸；NMS 为柠檬酸；DBZ 为蛋白质；ZF 为脂肪），横坐标 DF1－100% 代表成分对喷雾干燥黏壁的影响大小。横坐标值为正值时（如葡萄糖、果糖、苹果酸、柠檬酸），说明该成分是导致喷雾干燥黏壁的原因，横坐标值为负值时（如蛋白质），说明该成分有改善喷雾干燥黏壁的作用，横坐标在原点附近（如蔗糖、脂肪），说明该成分对喷雾干燥黏壁无显著影响。横坐标正向最大值为葡萄糖，说明在本研究中葡萄糖是导致喷雾干燥黏壁的最大影响因素，蛋白质在横坐标负向最大，说明蛋白质与黏壁发生无关[40]。

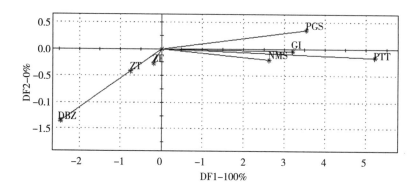

Sample:B－0 Sample Type:Cahbration Date:00:00:00 DF1－100%:－1.78 DF2－0%:1.08

图 3－8　化学成分对 26 种中药喷雾干燥黏壁的影响

3. 物料的物理属性与黏壁

从物理学角度分析液体干燥过程发生黏壁的原因，包括以下三个方面：水分与热动力学吸附；样品的流变性能；玻璃化转变温度（T_g）。

（1）水分与热动力学吸附

液体或半固体食品黏附在其他不同材质的表面时，要求其在被黏附物表面具有良好的润湿性。润湿性好，意味着食品及被黏附物之间具有强烈的吸引力，并且会很好地黏附在一起[41]。当被黏物的表面能大于黏附物的表面能，则表面将被润湿[42]。这是由于低能量的物质会强烈吸附在高能量物质的表面，从而降低整个系统的表面能。

（2）样品的黏着性能

使两个物体完全分离，不再黏合在一起的最大拉应力可以用黏着性来表征[43]，即黏着性是表示一种黏性物质对与其化学成分完全不同的表面产生的黏附能力。1941 年 Green 把黏着性定义为两种表面的分离阻力[44]。天然润湿性和表面能是产生黏附的主要原因，但是液体或半固体食品在潮湿表面上的黏附与食品本身的黏度有关。如果两个表面接触得很好，那么对物质的柔软度是有一定要求的。因此，一种物质的黏着性是其柔软度与其能量耗散之间平衡的结果[45]。

（3）玻璃化转变温度

在聚合物科学中，无定形聚合物在较低的温度下，分子热运动能量很低，只有较小的运动单元。如侧基、支链和链节能够运动，而分子链和链段均处于被冻结状态，这时聚合物所表现出的力学性质与玻璃相似，故称这种状态为玻璃态。其外观像固体具有一定的形状和体积，但结构又与液体相同，即分子间的排列为近程有序而远程无序，所以它实际上是一种"过冷液体"（又名无定形体），只是由于黏度太大，不易觉察其流动而已。随着温度升高至某一温度，链段运动受到激发，但整个分子链仍处于冻结状态。在受到外力作用时，无定型聚合物表现出很大形变，外力解除后，形变可以恢复。这种状态称为高弹态，又称橡胶态。温度继续升高，不仅链段可以运动，整个分子链都可以运动，无定形聚合物表现出黏性流动状态，即黏流态。玻璃态、高弹态和黏流态称为无定形聚合物的 3 种力学状态[46、47]。

玻璃化转变是指非晶态聚合物（包括晶态聚合物中的非晶部分）从玻璃态转变为橡胶态（或从橡胶态到玻璃态的转变），其特征温度称为玻璃化转变温度（T_g）。发生此转变时，高聚物的一系列物理和力学性质，如比容、比热、折光指数、介电常数、红外吸收谱线和核磁共振吸收谱线都有急剧的变化[48]。最典型的当属体系的黏度，当 $T < T_g$，体系所处的状态为玻璃态，此时分子运动能量很低，体系的黏度很高（$\eta > 10Pa \cdot s$）。相反，当 $T > T_g$ 时，体系所处的状态为橡胶态，此时体系黏度急剧降低[49]。因此，T_g 是表征高聚物的一个重要的物理量，也是玻璃化转变现象的重要参数。

随着对玻璃转化现象的研究，发现玻璃转化不仅仅是聚合物的特性，小分子物质的无定形态也同样存在。1990 年报道乳糖和蔗糖的 T_g[50]，1986 年报道了葡萄糖的 T_g[51]。1987 年测定了水的 T_g 值为 $-135℃$[52]。对于无定形混合物可以利用公式推导其 T_g。二元体系的 T_g 根据 Gordon - Taylor 方程[53、54]，即 $T_g = (m_1 T_{g_1} + K_{m_2} T_{g_2}) / (m_1 + K_{m_2})$ 得到，其中 m_1、m_2 分别是组分 1 和 2 的质量分数，T_{g_1}、T_{g_2} 分别是组分 1 和 2 的 T_g，$K = \rho_1 T_{g_1} / \rho_2 T_{g_2}$。整个体系的 T_g 与各成分的 T_g 值，以及各组分在体系中所占质量分数等有关。对于含有多种成分的无定形混合 T_g，也有类似计算公式[32]。如果体系中 T_g 较低的成分所占比重较大，则混合物的 T_g 就降低，反之 T_g 则高。该方程可以推广至多元混合物的 T_g 测定[55]，见公式 3−7。

$$T_{g_m} = \frac{\sum_{i=1}^{n} w_i \Delta C_{p_i} T_{g_i}}{\sum_{i=1}^{n} w_i \Delta C_{p_i}} \qquad (式3-7)$$

式中，w_i 是物质 i 在混合物中所占质量比；ΔC_{p_i} 是指物质 i 由玻璃态转变为橡胶态的热熔；T_{g_i} 是指纯物质 i 的 T_g。

喷雾干燥过程中，随着干燥的进行，物料会发生从液态向橡胶态，再到玻璃态的转变，即玻璃化转变。但是，也有其他情况，如在喷雾干燥过程中，产品又会从玻璃态，返回至橡胶态，直至黏流态（熔融）。因为在干燥过程后期，物料温度会从气体的湿球温度开始升高，当物料温度升高至某一温度，且高于 T_g 时，链段运动受到激发而使产品进入橡胶态，当物料温度进一步升高，物料会表现出黏性流动状态，即进入黏流态，在橡胶态和黏流态下，物料碰到干燥塔壁就会形成黏壁现象[56]。一般认为，当喷雾干燥过程中粉末表面的温度高于粉末 T_g10℃时，开始出现热熔型黏壁，高于粉末 T_g20℃时，将发生显著黏壁。[57]

中药山楂提取液在进行喷雾干燥时会发生严重的黏壁现象，我们以山楂提取液作为研究对象，考察添加不同比例的麦芽糊精（DE6）对喷雾干燥黏壁的改善作用，以及对最终产品 T_g 的影响。结果见表 3−21，图 3−9。

表3−21　添加不同比例麦芽糊精的山楂提取液的黏壁现象与产品收率

处方	黏壁现象	收率（$\bar{x} \pm SD$，%）
山楂提取液 +60% DE6	旋风器内几乎无黏壁	69.90 ± 0.70
山楂提取液 +50% DE6	旋风器内有少量黏壁	71.30 ± 0.80
山楂提取液 +40% DE6	旋风器内有黏壁	49.35 ± 5.65
山楂提取液 +30% DE6	旋风器内显著黏壁	12.15 ± 0.35
山楂提取液 +20% DE6	旋风器内严重黏壁	0.49 ± 0.16
山楂提取液 +10% DE6	旋风器内严重黏壁	0.23 ± 0.03

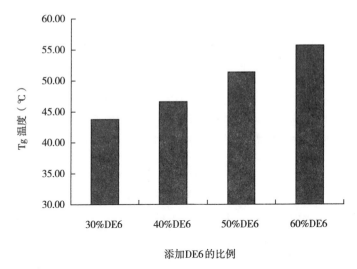

图 3 - 9　添加不同比例 DE6 的山楂水提物喷雾干燥产物的 T_g

当麦芽糊精比例高于 50% 时，可以有效改善山楂喷雾干燥黏壁问题，产品收率在 70% 左右。从差示扫描量热法（DSC）数据可知，当麦芽糊精的比例为 50% 时，T_g 为 51.3℃（出风温度 70℃，约等于喷雾干燥过程中粉末表面温度）。因此，麦芽糊精对改善中药喷雾黏壁的作用机制是通过提高粉末的玻璃化转变温度实现的，麦芽糊精添加的比例越高，混合物的 T_g 就越高。

二、中药喷雾干燥抗黏壁的方法

（一）抗半湿物料黏壁

半湿物料黏壁是较易被发现并解决的，可以从改善干燥塔的结构与材质，选择合适雾化器等仪器结构角度进行调整优化，解决半湿物料黏壁问题。若塔径小于喷雾锥最大直径，就会在雾滴运动最大轨迹平面上产生严重的黏壁。若塔高不足，则当雾化气流具有较大喷射速度时，可造成雾化气流直接喷射到干燥塔底而形成黏壁。因此，适当增加干燥塔体的塔径与塔高有利于缓解半湿物料黏壁现象。干燥塔体的材质对黏壁也有重要影响，如在喷雾干燥塔易黏壁的区域内衬接触角大于 90° 的疏水性材料，可有效地减少喷雾干燥塔黏壁的机率[57]。雾化器在喷雾干燥中起十分重要的作用，无论哪种雾化器，都是给雾滴一定的初速度，黏壁也往往发生在雾滴初速度方向上。根据此理论，气流式雾化器的雾化方向是径向的，黏壁多在干燥塔的中下部，离心转盘雾化器的黏壁多在干燥塔的中上部[58]。

对已生产上市被业界广泛使用的喷雾干燥仪，出现半湿物料黏壁，应从优化工艺参数、改变热风在干燥塔内的运动状态等方面加以改善。对于气流式喷雾干燥塔，提高进风口温度可以增大液滴的蒸发强度，使液滴在接触塔壁之前表面就已经固化，可有效地减少黏壁损失。进料速率的增加，使蒸发负荷增加，当进风口温度不变时，出风口温度降低，产品含湿量增加而引起黏壁；进料速率的增加引起雾滴颗粒变大，使颗粒所需干燥时间延长，物料黏壁就更容易发生。雾化压力增大则料液被雾化后的液滴粒径更小，有利于提高蒸发速度，缩短干燥时间，改善黏壁。但是，雾化压力的升高可以提高雾滴的喷射初速度，引起射程的增加，使一些雾滴在尚未干燥前就黏贴在塔壁上。热风在塔内的运行状态直接影响黏壁状况，在总的进塔热风量一定的情况下，用于保护层的风量与用于干燥的风量比例会影响雾滴的干燥效果。

（二）抗热熔型黏壁

如果物料熔点不低，可以采取限制塔内最高温度分布区不超过物料熔点的办法进行解决，根据这一特点，采用热空气和雾化并流操作为宜；用冷空气冷却干燥塔内壁，保持干燥塔壁温低于物料熔点，可以避免出现热熔性黏壁；也可以采用切线方向引入冷空气，吹扫容易出现黏壁的部位。

辅料的应用对于改善中药提取物的热熔型黏壁具有重要的作用。益肾灵颗粒、玄七通痹胶囊、枳术颗粒、感冒舒颗粒 4 种浸膏中加入糊精、预胶化淀粉、黄芪粉等不同辅料及饮片粉末后，改善了喷雾干燥过程中的黏壁问题[59]。50% 乙醇提取得到的白芷提取液无法直接进行喷雾干燥，当加入提取液干膏量的 50% 糊精时，喷雾干燥得以顺利进行，黏壁现象消失，所得产品呈黄色疏松粉末，而主要有效成分欧前胡素含量无明显降低[60]。根据文献报道，现使用的辅料主要集中在淀粉、糊精等少数品种上，也有少数报道使用 β - 环糊精[61]等辅料进行防黏壁处理。在处理某些严重的热熔型黏壁时，上述辅料的用量往往较大，一般可达干膏量的 50% 以上[59]。更有甚者，即使在更高辅料用量情况下，黏壁现象依然无法改善。

我们通过对热熔型黏壁的机理研究发现，小分子有机酸类是中药提取液喷雾干燥时发生热熔型黏壁的重要原因之一。针对该类型的黏壁，可以通过中和有机酸的方法进行改善。表 3 - 21 显示了利用不同碱中和有机酸后，喷雾干燥热熔型黏壁的改善情况。当柠檬酸和苹果酸被中和成盐后，均可以顺利地进行喷雾干燥，不出现热熔型黏壁。而富含柠檬酸和苹果酸的药材提取液（如山楂、山茱萸、木瓜、乌梅等），通过氧化镁中和后，黏壁现象也得到了显著改善，见表 3 - 22。造成大枣热熔型黏壁的原因主要是富含小分子糖类，其所含有有机酸不是黏壁的主要原因，添加氧化镁使其 pH 值为中性后，并没有达到改善黏壁的目的（表 3 - 22）。

表 3 – 21　喷雾干燥中不同碱对柠檬酸和苹果酸的作用差异

有机酸	碱	喷雾干燥现象
柠檬酸	氧化镁	显著改善黏壁
柠檬酸	氢氧化钠	显著改善黏壁
柠檬酸	氢氧化钙	显著改善黏壁
苹果酸	氧化镁	显著改善黏壁
苹果酸	氢氧化钠	显著改善黏壁
苹果酸	氢氧化钙	显著改善黏壁

表 3 – 22　氧化镁改善部分含酸中药提取液热熔型黏壁

	柠檬酸占干膏比例（%）	苹果酸柠檬酸占干膏比例（%）	pH 值	直接喷雾干燥收率（%）	用氧化镁中和后喷雾干燥收率（%）
山楂提取液	17.01	2.65	3.00	0	88.0
山茱萸提取液	6.83	29.56	2.00	0	75.0
木瓜提取液	1.55	29.81	2.84	0	96.6
乌梅提取液	50.49	1.96	2.47	0	74.3
大枣提取液	3.60	8.35	4.62	0	0

（三）抗干粉表面附着黏壁

相对于半湿物料黏壁和热熔型黏壁，干粉附着黏壁相对容易解决，这种黏壁不形成坚固层，很容易被风吹掉或通过敲打器壁，产生振动将其震落，一般情况，这种黏壁不影响生产。干粉黏附程度与塔壁的几何形状、粗糙程度、空气流速、静电力等有关。采用内壁抛光、空气吹扫、振动器壁、刷子或链条清除及消除静电法等方法可以有效解决。

参 考 文 献

［1］Huige N. J. J, Thijssen H. A. C. Production of large crystals by continuous ripening in a stirrer tank ［J］. Crystal growth, 1972（13/14）：483 – 487.

［2］冯毅，史森直，宁方芹. 中药水提取液冷冻浓缩的研究［J］. 制冷. 2005，24（1）：5 – 8.

［3］刘斌，石任兵. 大孔吸附树脂吸附分离技术在中药复方纯化分离中的应用［J］. 世界科学技术·中医药现代化，2003，5（5）：39 – 44.

［4］屠鹏飞，贾存勤，张洪全. 大孔吸附树脂在中药新药研究和生产中的应用［J］. 世界科学技术·中医药现代化，2004，6（3）：22 – 28.

［5］张静泽，颜艳．吸附树脂分离技术在中药研究中的应用［J］．中国中药杂志，2004，29（7）：628 - 630.

［6］宋继田，李丁，刘振义．中草药甘草浸提液蒸发浓缩动力学的研究［J］．机电信息，2006，112：23 - 24.

［7］王惠霞，武新安，刘宗武，等．常压浓缩与减压浓缩对大黄水煎液中蒽醌类化合物含量的影响［J］．兰州大学学报（医学版）.2009，35（1）：65 - 67.

［8］司丹丹，顾正荣，徐伟，等．黄芪提取液纳滤浓缩的实验研究［J］．中成药，2007，29（12）：1854 - 1857.

［9］李万忠，唐金宝，何群．愈痫灵颗粒水提浓缩液中相对密度与运动黏度的研究［J］．中国中药杂志，2007，32（4）：309 - 312.

［10］陶春蕾．加热浓缩对5种中药煎液有效成分的影响［J］．安徽中医学院学报，2002，21（6）：49 - 50.

［11］宋晓燕，罗爱勤，刘洁瑜，等．肾石通颗粒提取浓缩工艺和节能性研究［J］．中国执业药师，2013，10（7）：28 - 31.

［12］褚晨亮，曾令杰，翁海鹏．穿心莲提取液膜浓缩工艺研究［J］．中成药，2012，34（11）：2255 - 2257.

［13］罗吉，钟美好，肖凯军，等．多级膜浓缩鼻炎康提取液的研究［J］．中国中药杂志，2008，33（17）：2108 - 2112.

［14］富志军，林以宁，亢俊伟．浓缩、精制及干燥对复方丹参提取液中水溶性成分的影响［J］．安徽中医学院学报，2003，22（2）：52 - 54.

［15］邹俊波，李希，张嵩，等．不同浓缩温度和时间对红花有效成分影响的实验研究［J］．中医药导报，2010，16（11）：7 - 9.

［16］毕殿洲．药剂学［M］．第4版．北京：人民卫生出版社，2001.

［17］潘永康，王喜忠，刘相东．现代干燥技术［M］．第2版．北京：化学工业出版社，2007.

［18］李天友．压力式喷嘴雾化特性实验研究及喷雾干燥热质传递特性数值模拟［D］．成都：四川大学硕士学位论文，2006.

［19］黄嗣航，潘利明．干燥方法对金刚藤浸膏中薯蓣皂苷元含量的影响［J］．广东药学院学报，2007，23（6）：652 - 653.

［20］王喜忠，于才渊．喷雾干燥［M］．北京：化学工业出版社，2003.

［21］祝圣远，王国恒．微波干燥原理及其应用［J］．工业炉，2003，25（3）：42 - 45.

［22］张永萍，徐剑，黄燕琼．微波真空干燥对中药有效成分的影响［J］．中成药，2007，29（3）：439 - 440.

［23］李华，王强，金城，等．不同干燥条件大黄水提物的外观及理化性质比较研究［J］．中国药业.2009，18（24）：25 - 27.

［24］杨胤．中药提取物干燥工艺关键问题研究［D］．上海：上海中医药大学硕士学位论文，2008.

［25］刘岐．干燥工艺与中药提取物物理性质相关性研究［D］．上海：上海中医药大学硕

士学位论文，2006.

[26] 安富荣，崔岚，王勤，等. 茵杖舒胆颗粒喷雾干燥工艺研究 [J]. 中国中医药信息杂志，2011，18（7）：55 – 56.

[27] 谢亚林. 中药提取物喷雾干燥防粘壁技术的研究与应用 [D]. 上海：上海中医药大学硕士学位论文，2010.

[28] 王优杰，谢亚林，冯怡，等. 基于星点设计 – 效应面优化法的玄麦甘桔方提取液喷雾干燥工艺参数优化 [J]. 中国新药杂志，2013，22（12）：1385 – 1389.

[29] 曾亚森，罗宇玲. 中药喷雾干燥防止粘壁技术的研究 [J]. 医药工程设计，2006，27（3）：10 – 13.

[30] 周学永，高建保. 喷雾干燥粘壁的原因与解决途径 [J]. 应用化工，2007，36（6）：599 – 602.

[31] Sadripour M., Rahimi A., Hatamipour M. S. Experimental Study and CFD Modeling of Wall Deposition in a Spray Dryer [J]. Dry Technol, 2012, 30（6）：574 – 582.

[32] Goula A. M., Adamopoulos K. G. Influence of spray drying conditions on residue accumulation—Simulation using CFD [J]. Dry Technol, 2004, 22（5）：1107 – 1128.

[33] Langrish T. A. G., Zbicinski I. Effects of air inlet geometry and spray cone angle on the wall deposition rate in spray dryers [J]. Chem Eng Res Des, 1994, 72（A3）：420 – 430.

[34] 韩磊，唐金鑫，吴亚飞，等. 含糖类物料的喷雾干燥 [J]. 林产化学与工业，2006，26（2）：117 – 121.

[35] Bhandari B. R., Senoussi A., Dumoulin E. D., et al. Spray drying of concentrated fruit juices [J]. Drying Technology, 1993, 11（5）：1081 – 1092.

[36] Fox T. G., Flory P. J. Second order transition temperatures and related properties of polystyrene [J]. Journal of Applied Physics, 1950, 21：581 – 591.

[37] Stevenson M. J., Chen X. D., Fletcher A. The effect of fat content of the drying of milk products. [C]. Proceedings of the Ⅱ′ International Drying Symposium（IDS 98）. Halkidiki, Greece. 1998, Vol. B. 1200 – 1206.

[38] Rennie P. R., Chen X. D., Hargreaves C., et al. A study of the cohesion of dairy powders [J]. Journal of Food Engineering, 1999, 39：277 – 284.

[39] Bhandari B. R., Datta N., Crooks R., et al. A semi – empirical approach to optimize the quantity of drying aids required to spray dry sugar rich foods [J]. Drying Technology, 1997, 15（10）：2509 – 2525.

[40] 王优杰. 中药喷雾干燥黏壁机理及抗黏壁技术研究 [D]. 上海：上海中医药大学博士学位论文，2013.

[41] Michalski M. C., Desobry S., Hardy J. Food materials adhesion：A review [J]. Critical Reviews in Food Science and Nutrition, 1997, 37（7）：591 – 619.

[42] Saunders S. R., Hamann D. D., Lineback D. R. A systems approach to food material adhesion [J]. Lebensam. – Wiss. u – Technology, 1992, 25：309 – 315.

[43] Russel T. P., Kim H. C. Tack – a sticky subject [J]. Science, 1999, 285：1219 – 1220.

［44］ Green H. The tackmeter, an instrument for analyzing and measuring tack ［J］. Industrial and Engineering Chemistry Analytical Edition, 1941, 13: 632 - 639.

［45］ Crevoisier G., Fabre P., Corpart J - M., et al. Switchable tackiness and wettability of a liquid crystalline polymer ［J］. Science, 1999, 285: 1246 - 1249.

［46］ 殷小梅, 许时婴, 刘晓亚. 冷冻食品体系中的玻璃化转变 ［J］. 食品工业, 1998, 3: 44 - 46.

［47］ 薛峰. 喷雾干燥微胶囊化中的玻璃体形成 ［J］. 食品科学, 1999, 4: 4 - 6.

［48］ 王志良, 单金海, 张宇, 等. 玻璃化转变对中药喷雾干燥过程和产品质量的影响 ［C］. 2008 年中国药学会学术年会暨第八届中国药师周论文集, 2008.

［49］ 杜松, 刘美凤. 中药提取物吸湿、结块和发黏现象的机制分析 ［J］. 中草药, 2008, 39 (6): 932 - 934.

［50］ Roos Y., Karel M. Differential scanning calorimetry study of phase transitions affecting the quality of dehydrated materials ［J］. Biotechnol Prog, 1990, 6: 159 - 163.

［51］ Chan R. K., Pathmanathan K., Johari G. P. Dielectric relaxations in the liquid and glassy states of glucose and its water mixtures ［J］. J Phys Chem, 1986, 90: 6358 - 6362.

［52］ Johari G. P., Hallbruker A., Mayer E. The glass liquid transition of hyperquenched water ［J］. Nature, 1987, 330: 552 - 553.

［53］ 周顺华, 陶乐仁, 刘宝林. 玻璃化转变温度及其对干燥食品加工贮藏稳定性的影响 ［J］. 真空与低温, 2002, 8 (1): 46 - 50.

［54］ 钟玉绪主译. 现代药用粉体微粒学 ［M］. 北京: 中国医药科技出版社, 2004.

［55］ Bhandari B. R., Howes T. Implication of glass transition for the drying and stability of dried foods ［J］. Journal of Food Engineering, 1999, 40: 71 - 79.

［56］ 黄立新, 周瑞君. 喷雾干燥过程中产品玻璃化转变初探 ［J］. 通用机械, 2005, 12: 14 - 18.

［57］ 孙国超. 高分子材料在喷雾干燥塔中应用的理论分析及探讨 ［J］. 硫磷设计与粉体工程, 2000, (2): 43 - 45.

［58］ Maury M., Murphyb K., Kumar S., et al. Effects of process variables on the powder yield of spray - dried trehalose on a laboratory spray - dryer ［J］. European Journal of Pharmaceutics and Biopharmaceutics, 2005, 59: 565 - 573.

［59］ 濮存海, 赵开军, 关志宇, 等. 中药浸膏软化点对喷雾干燥影响的研究 ［J］. 中成药, 2006, 28 (1): 18 - 20.

［60］ 肖丹, 边燕红. 白芷配方颗粒的喷雾干燥工艺研究 ［J］. 中草药, 2006, 37 (6): 874 - 876.

［61］ 王地, 贾富霞, 关怀, 等. 调肝颗粒剂提取物干燥工艺的研究 ［J］. 中成药, 2003, 25 (8): 617 - 618.

第四章 中药制粒技术与颗粒成型机理

中药颗粒剂是在汤剂和糖浆剂基础上发展而来的剂型。由于其载药量大，制备工艺简单、携带、服用方便等特点而广泛应用于临床。本章阐述了颗粒中间体（胚片、软材）物理属性的表征方法，研究了制剂原料物理属性、胚片、软材与制粒工艺和颗粒得率之间的相关关系，分析了湿法制粒、干法制粒的工艺过程中影响颗粒质量的关键控制点，为中药颗粒剂成型理论奠定了基础。本章还针对实际生产中常见的胚片软化、松片等共性问题进行了研究，并给出了相应的解决方法。

第一节 概 述

制粒（granulation）是指粉末、块状物、溶液、熔融液、水溶液等状态的物料经过加工，制成具有一定形态和大小的粒状物的操作，包括块状物的细粉化、熔融物的分散冷却固化等。制粒的目的主要有以下几点：①改善流动性；②防止成分的离析；③防止粉尘飞扬及器壁上的黏附；④调整松密度，改善溶解性能；⑤改善片剂生产中压力传递的均匀性；⑥便于服用，携带方便等。

制粒方法可分为湿法制粒、流化床制粒、干法制粒 3 种，其制粒设备、干燥方式见表 4-1。

表 4-1 常用的制粒技术

制粒技术	制粒设备	干燥方式
湿法制粒	低剪切混合器	托床或流化床干燥
	高剪切混合器	托床或流化床干燥
	挤压制粒/球形制粒	微波辅助/真空/气流干燥/托床或流化床干燥
流化床制粒	流化床制粒机	流化床
干法制粒	滚压式干法制粒机	

一、历史沿革

制粒的历史可以追溯到18世纪，其发展大体上经历了三个阶段，即传统的手工制粒法、机械制粒法及一步制粒法。传统的手工制粒法分为四个过程，即混合、制软材、制粒和干燥。20世纪80年代以后，我国的制药企业基本上摆脱了这种手工制粒方式，逐步采用机械制粒方法，即用摇摆式制粒机制粒，烘箱或沸腾干燥床干燥的方法。为保障药品质量，实现企业GMP管理，制粒设备已向密闭生产、高效、多功能、连续化和自动化方向发展。一步制粒是在一个密闭的容器内，按某一确定的程序一次完成药粉的混合、颗粒成型、干燥等制粒过程。流化床一步制粒设备和工艺在20世纪60年代已得到推广应用，我国于20世纪90年代引进，现已得到制药企业的广泛认同，并在此基础上开发了融混合、制粒、制丸、干燥、包衣为一体的高效流化制粒设备，满足了制备缓释颗粒、微丸、包衣等生产的需要。

二、中药制粒技术应用现状

制粒技术作为制剂生产的重要环节，在应用过程中不断创新、提高和发展，并在传统的湿法制粒基础上创造出了多种制粒方法，如在目前生产中应用较为广泛的流化床制粒技术、干法制粒技术等，这些方法各有其特点和优势。

湿法制粒是在原料粉末中加入液体黏合剂，靠黏合剂的架桥或黏结作用使粉末聚集的颗粒制备技术。目前生产中常用的湿法制粒方法主要有摇摆制粒法和高剪切制粒法。摇摆制粒法是将制备好的软材投入摇摆制粒机中，通过往复运动的摇杆将软材从筛网中挤出，从而制备颗粒的方法。高剪切制粒技术是利用设备运行时桨叶和制粒刀同时旋转，形成搅拌，随着润湿剂或黏合剂的不断加入制备软材，并同时切割制粒。由于中药颗粒剂的制剂原料多为浸膏粉，往往具有较强的黏性，形成软材后很难直接利用制粒刀切割成颗粒，因而高剪切制粒机难以推广应用在中药颗粒剂的生产中。

流化床制粒又称"一步制粒"，是集混合、制粒、干燥于一体的制粒方法。其原理为：利用气流作用，使粉粒产生流态化而混合，黏合剂采用气流式喷雾定量喷洒在粉体表面上，使其凝集成颗粒，并采用热风流动对物料进行气－固二相悬浮接触的热传递从而使颗粒完成干燥。与湿法制粒相比，流化床制粒有以下优点：①混合、制粒、干燥一次完成，生产工艺简单、自动化程度高；②所得颗粒均匀，溶解性能好；③颗粒的流动性和可

压性好，外观色泽均匀；④在密闭容器内操作，无粉尘飞扬，符合 GMP
要求。

干法制粒是将药物和辅料的粉末混合均匀，压缩成大的片状或板状，再
粉碎成一定粒度颗粒的方法。其制备方法有重压法和滚压法。重压法系利用
重型压片机将物料粉末压制成直径约为 20～25mm 的胚片，然后破碎成一定
粒度颗粒的方法。滚压法系利用转速相同的两个滚轮之间的缝隙，将药物粉
末滚压成板状物，然后破碎制成一定粒度颗粒的方法。干法制粒技术是继
"一步制粒"后发展起来的一种新的制粒方法，它的优势在于：①环保式的制
粒工艺，节能无污染，无需润湿剂；②解决了湿法制粒中使用有机溶剂作为
黏合剂的防爆问题；③省去了颗粒干燥工序；④所需设备少、占地面积小、
省时省工；⑤适用于对湿、热敏感的药物。缺点是"逸尘"严重，易造成交
叉污染；所制备的颗粒硬度较大，溶化性较差。

三、中药制粒技术的发展趋势

目前中药制剂（主要是复方制剂）成型工艺的研究模式仍然是通过小规
模的反复试验，然后放大到大型设备上进行验证，从而获得放大生产的工艺
参数和适宜设备的生产条件。在研制过程中不断淘汰不符合预期效果的工艺，
直至得到可放大的稳定的生产工艺。经验多于理论，甚至没有传统意义上的
设计理论，更没有大量文献报道作为参考依据。这样的研究模式耗费时间长、
所需费用大，且从小试到中试放大，直至批量生产过程中存在许多不可预知
性，成功率较低。其主要原因是：①目前对中药提取物的物理属性直观描述
多，缺乏系统的数据化表征方法，因而无法准确地综合评估与预测；②中药
制剂原料物理属性与制剂工艺、制剂质量之间的相关关系不明确，无法有针
对性地设计制剂处方和工艺条件，也无法预判生产过程中可能出现的各种问
题；③所谓的中试放大一般只是根据小试研究的工艺参数应用大型设备进行
放大而已，整个过程基本没有使用预见性模拟实验、量纲分析和放大因素等
工程学方法。

近年来，国际上已逐渐开展由"质量源于生产"向"质量源于设计
（QbD）"迈进。QbD 是目前国际上比较提倡的一种概念，是在对产品属性、
生产工艺与产品性能之间关系透彻理解的基础上全面主动开发药物的方法。
国外学者进行了大量研究，开发了运用计算机辅助设计的专家系统。专家系
统实际上是一个智能计算机程序系统，包含大量的专业知识、经验以及数据
信息所组成的数据库，可借助计算机软件深入分析药物制剂的成型原理，以

此为依据构建数学模型，并通过高速运算模拟各种条件下的实验过程，分析模拟的结果，从而实现设计、预测产品处方与工艺的目的。计算机工艺辅助设计专家系统主要基于大量药物的理化性质等处方前研究数据积累，以及对各类制剂设备的结构、受力情况、物料状态变化、量纲放大等物理学分析和逐级放大模拟的数据积累。但大多数中药制剂中的制剂原料是饮片经提取分离后得到的混合物（浸膏），其化学组成极其复杂，目前没有合适的方法能获得表征其复杂特性的参数。因此，找到表征中药制剂原料物理属性的方法，并通过建立原料物理属性与生产性能、产品质量之间的关联性，进行制剂工艺的放大模拟、预测，才能够逐步进入 QbD 主动研发模式，从而避免研发及中试放大时出现的不可预见性问题。与本章相关的制剂原料物理属性表征方法可参见本书第二章相关内容。

第二节　中药制粒技术

一、湿法制粒技术

湿法制粒（wet granulation）过程中，制软材是最为关键的步骤。摇摆制粒过程中，当软材的黏性过强时，易被挤压成条状并重新黏结在一起；黏性较弱时则不能制成完整的颗粒而成粉末状。湿法制粒过程中由于触发了中药制剂原料的黏性，黏性过大时制粒过程甚至难以进行。软材黏性的适宜程度仍主要依靠经验来判断，即"握之成团，轻压即散"，其可靠性与重现性较差。因此，分析影响软材黏性的各种因素，并对其进行数据化表征是实现湿法制粒过程可控的基本要求。

（一）湿法制粒颗粒成型原理

在湿法制粒过程中，黏合剂通过润湿粒子的表面形成液体架桥，进而使粒子之间产生黏着力，并成为软材。软材在机械力的作用下形成一定大小和形状的颗粒。软材中，黏合剂在粒子间产生表面张力和毛细管力，因此黏合剂的加入量对制粒的影响较大。黏合剂的加入量可用饱和度表示，饱和度（S）的定义为：液体桥所占体积（V_L）与粒子间总空隙体积（V_t）之比，即 $S = V_L/V_t$。黏合剂在粒子间的充填方式由其加入量决定，湿法制粒时，随着黏合剂加入量的增加，粒子将依次呈现如下状态：

1. 悬垂态或钟摆态（the pendular state）　$S \leqslant 0.3$ 时，粒子间的空隙仅

有少部分被黏合剂所充填，表面张力和毛细管负压作用使黏合剂形成液体桥，此时黏合剂为分散相，空气为连续相。

2. 缆索态或索带状（the funicular state）　$0.3 < S < 0.8$ 时，液体桥相连形成缆索或索带状态，此时黏合剂为连续相，空气为分散相。

3. 毛细管态（the capillary state）　$S \geq 0.8$ 时，黏合剂充满粒子内部空隙，并扩展到空隙的边缘，粒子间空隙也完全为黏合剂所充填，但颗粒表面还没有被黏合剂润湿。

4. 液滴态或泥浆状（the droplet state）　$S \geq 1$ 时，此时黏合剂充满颗粒内部与表面，粒子表面完全被黏合剂所包围。

随黏合剂加入量不同，固体、液体和空气的充填状态存在差异，悬垂态、缆索态颗粒是固体、液体和空气共存的状态；毛细管态、液滴态颗粒只有固体和液体共存状态。一般颗粒内黏合剂以悬垂态存在时，颗粒松散；以缆索态存在时颗粒黏度适中；以毛细管态和液滴态存在时，颗粒发黏[1]。因此在湿法制粒筛选黏合剂用量时，往往以缆索态作为制粒终点。

（二）高速剪切制粒工艺对颗粒质量的影响

高速剪切制粒技术（也称高速混合制粒技术或高速搅拌制粒技术）（high - shear granulation）是将物料进行干粉混合和湿法混合，通过搅拌桨和剪切桨的机械搅动，混合物料，通过黏合剂作用将物料制备成颗粒的一种制粒技术，也属于湿法制粒技术。

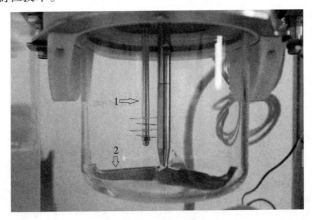

图 4 - 1　高剪切制粒机

注：1. 剪切桨；2. 搅拌桨

1. 搅拌桨与剪切桨对颗粒质量的影响

颗粒粒径的大小、分布与搅拌桨和剪切桨的转速直接相关。搅拌桨的作用是使物料混合、翻动、甩向器壁并发生碰撞，从而形成较大颗粒或团块，当搅拌桨转速慢时，颗粒粒径小，转速快则颗粒粒径大；剪切桨的作用是将大块颗粒绞碎、切割成细小颗粒，因此当剪切桨转速慢时，颗粒粒径大，转速快则颗粒粒径小。

2. 搅拌时间对颗粒质量的影响

搅拌桨的转动使锅内的制剂原料翻滚，从而使锅底的制剂原料沿锅壁旋转抛起，此动作不间断地把软材推向快速剪切刀，将软材切割成大小不同的颗粒，颗粒随着相互翻滚而被磨圆逐渐呈球形，粒度分布逐渐接近均匀，搅拌的时间通常由润湿时间决定，但黏合剂量少时，则由聚集时间决定。

3. 混合槽装载量的影响

一般情况下装载物料少，可以获得均匀的颗粒，但物料太少容易黏着于混合槽内壁。实际操作中，也要根据具体叶片种类和转速的不同决定投料量。装载量一般为混合槽总容量的一半左右。

4. 黏合剂的选择

为得到均匀的颗粒，黏合剂种类和用量的选择在制粒过程中非常重要，中药制剂原料多为浸膏粉，一般情况下可采用纯水或一定比例的乙醇作为黏合剂，也可以用部分流浸膏作为黏合剂。软材黏性过高容易导致湿颗粒整粒时大量黏于筛网上，无法制备颗粒。且随着软材黏性的升高，干燥后的颗粒硬度将不断增强，可导致颗粒无法溶散等问题。因此，控制黏合剂的种类、用量是湿法制粒的关键。

5. 软材黏性对颗粒得率的影响

湿法制粒工艺是将制剂原料粉末转变成软材，再转变为湿颗粒的过程，软材的黏性很大程度上决定了颗粒的质量。以软材黏性为切入点，可以通过总结一定数量中药制剂原料湿法制粒得率的实验结果，考察软材黏性与颗粒得率之间的相关关系，从而获得适合湿法制粒的软材黏性范围。当然我们的研究目的，并不是将原本无法成形的中药制剂原料制备成颗粒，而是在保证制粒过程顺利进行的前提下，尽可能地降低辅料用量，提高颗粒载药量和得率。

运用直接剪切实验测得的剪应力大小来表征软材黏性，通过建立软材黏性与颗粒得率的相关性，找到颗粒得率高于70%时所对应的软材黏度。使用ZJ型应变控制式直剪仪，选取400kPa压力作用5分钟的预压方式，在50kPa

垂直压力下对样品进行直接剪切试验，测量剪应力，作为软材的黏性数值。

对软材黏性与颗粒得率的相关性进行直观分析（见图4-2），当软材黏聚力在40~60kPa时，颗粒的得率高于65%，当软材黏聚力在45~55kPa时，颗粒的得率高于70%。因此我们称软材黏聚力在40~60kPa的区域为湿法制粒软材黏性的"适宜区域"。

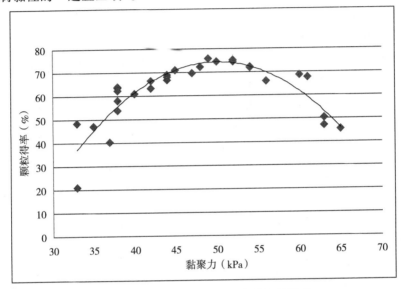

图4-2　软材黏性与颗粒得率的相关关系

二、滚压法制粒技术

滚压法干法制粒（dry granulation by roller compaction）在制药行业中应用范围更为广泛，目前已逐渐替代重压法而成为主要的干法制粒方法。滚压制粒设备可通过控制滚轮压力、滚压速度和送料速度等工艺参数，满足不同物料的生产需求。

（一）滚压法干法制粒成型原理

干法制粒颗粒成型主要依靠制剂原料粉末之间的黏结，是小粒子增长为大粒子的过程。颗粒成型的过程按顺序分为以下四个阶段：粒子重排、粒子变形、粒子折断、粒子黏结。

当外界作用力或压力作用于粉末粒子时，粒子会产生一种回复力，试图恢复到原先的形状或形态，即弹性形变。压力解除后不能完全回复到原先形态的为塑性形变。弹性形变和塑性形变一般同时发生，但其中一种形变会占主导地位。

当粉末粒子受外界作用互相挤压开始做相对运动时，粒子间的空隙被相对较小的粒子填充，空隙率越来越小，粒子开始发生重排。空气开始离开粉末的空隙，颗粒互相靠近，从而提高了混合粉末的密度。粒子的形状和大小在粒子重排过程中起关键的作用。如球形粒子由于本身密度比较大，离子键位置比较紧密，因此相对位移比其他形状的粒子间位移要小。粒子滑动或重新排列，形成新的填充结构，粒子形态基本保持不变。

当压制压力进一步提高时，粒子会发生形变，形变可增加粒子间的接触点，通过接触点增多使离子键产生黏结。塑性形变能力使粒子间产生黏合力，而弹性形变不产生黏合力，趋向于回复到原来的形状。

粒子折断是颗粒成型的又一个重要的过程。粒子折断产生于压制压力达到最大的时候，通过粒子折断产生多中心的表面位点，增加了粒子间的接触点，从而增加了黏合位点。因此，当发生塑性形变和粒子折断时，粒子间会发生黏结。此外，黏结的产生与粒子间"固体桥"的形成也有关系。"固体桥"的产生增加了粒子间的黏结。一般认为黏结发生在分子水平，这是由于分子间范德华力作用的结果。因此，粉末黏结成颗粒除了与外加的作用力有关外，主要与粉末的性质有关。

干法制粒时压制形成黏结存在三种原理，即机械作用、分子间作用、表面液膜作用。机械黏合作用原理认为粒子经历了弹性形变、塑性形变以及脆碎变形，由于粒子间边缘的相互缠绕，产生机械结合，从而导致黏结的发生。分子间黏合作用原理认为在颗粒表面存在不稳定的离子，相互具有潜在的吸引结合的趋势，另外由于压力的作用使粒子间非常靠近，从而使分子间作用力即范德华力发挥作用，产生相互吸引，发生黏结。表面液膜理论认为粒子黏结的产生是由于表面液膜的缘故，粒子表面液膜是由施加的压力所产生，液膜随后作为黏合剂增加粒子机械强度，同时使粒子不断黏结增大。因此物料细粉在受到外界挤压时通过机械的互相嵌合、分子键互相吸引和表面液膜的黏合作用，使细粉粒子成为板状、片状或硬条状结构，经粉碎、筛分即可得一定大小的颗粒。

（二）滚压法干法制粒中胚片硬度的表征方法

胚片是干法制粒过程的中间产物，虽然胚片的硬度直接影响颗粒的得率和质量，但至今对胚片硬度（hardness）的测量和表征并未引起足够的重视。目前研究和生产中，一般用感官来评价干法制粒胚片的硬度，即用手折断胚片，根据经验来判断胚片的硬度，此种方法主观性强，准确性较差，当主观判断不准确时，容易出现颗粒溶化性不符合要求或颗粒成品率低，甚至死机等生产中断的现象。

因此，建立能够客观评价胚片硬度的表征方法具有重要意义，不仅可将其作为干法制粒在线控制的关键参数，还可以提前预判和阻止细粉率高、颗粒溶化性不合格等颗粒质量的相关问题。同时，也可将胚片硬度作为处方筛选的指标性参数，筛选最适宜干法制粒的充填剂、干黏合剂，也可辅助筛选干法制粒的最佳工艺参数。

物性测试仪（texture analyser，TA）能够根据样品的物性特点做出数据化的准确表述，其在食品行业的应用较为广泛[2、3]。物性测试仪可通过不同探头和表征方法，测量样品的质地特征，其结果具有较高的灵敏性和重复性，并可通过所配备的专用软件对结果进行准确的数据化处理，确保得到客观全面的评价结果，从而避免了主观评价对结果判断的影响[4]。近年来物性测定仪在药学领域的应用有所增加，有学者将其应用于优化油包水乳剂的黏性和内聚力，评价不同聚合物薄膜黏着剂的性质[5、6]。

物性测试仪的刀刃型探头（型号为 A/CKB）可测定具有一定脆性或韧性的薄片状物料。食品工业中常用来测定饼干的脆性，以评价其口感和新鲜程度。干法制粒胚片与饼干在物理属性方面具有较高的相似性，因此可应用物性测试仪测量胚片的硬度。

物性测定仪可设定的参数中一些非关键性参数可以根据经验设置，即测试模式（test mode），在测量与硬度、脆性相关的参数时应选择压缩（compression）模式，测量黏性时应选择拉伸（tension）模式等。而对关键参数的设置需根据所测样品的特点进一步考察，选择原则应遵照表4-2备注中所述内容。由于测量胚片硬度与测量饼干硬度类似，其中形变量、测试速度、触发力一般对测量结果影响较大，因此选择这三项内容作为进一步考察的参数。

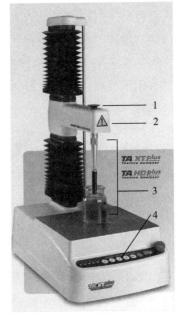

图4-3　质构仪

注：1. 标定平台；2. 测力传感器；
3. 样品测试区域；4. 控制面板

表 4 - 2　质构仪参数

项目	选项	备注
测试模式 （test mode）	压缩（compression） 拉伸（tension）	由于胚片硬度需要经过压缩获得，因此选择压缩模式
方法（option）	返回原点 （return to start）	方法一般选择返回原点
测试前速度 （pre - test speed）	2.00mm/sec	测试前速度一般选择 2.00mm/sec
测试速度 （test speed）	5mm/sec 7.5mm/sec 10mm/sec	测试速度是指探头接触样品时的速度，属于关键影响因素，需进一步考察
测试后速度 （post - test speed）	5mm/sec 7.5mm/sec 10mm/sec	测试后速度即探头返回速度，一般测试后速度和测试速度一致
测试目标（target）	形变（strain） 距离（distance） 感应力（force）	根据胚片外形呈薄片状，且硬度范围变化可能较大的特点，选择形变量为测试目标
形变量（strain）	50% 60% 70%	样品的形变量对测量结果影响巨大。根据预实验的结果，形变量设为 50% 以上时，样品被完全压断，且探头对样品没有黏连。可进一步考察最适宜的形变量设定值
触发种类 （trigger type）	自动（auto force）	触发种类一般选择自动。
触发力 （trigger force）	5.0g 10g 15g	触发力是指探头接触样品时，感受到多大的力开始记录数据，触发力的选择对测量结果有较大影响，需进一步考察
高级选项 （advanced options）	关闭（off） 启用（on）	高级选项一般选择关闭选项，只有在测量复杂应力状况下才启用
数据采集速率 （data acquisition rate）	400pps	对于质地比较硬的材料一般选择 400pps

以干法制粒常用充填剂乳糖 Granulac120 作为标准样品，建立胚片硬度测定方法。采用正交试验法优化测试参数，所考察的因素、水平见表 4 - 3。每次试验测定三次，取平均值，计算标准偏差 SD 值，以 SD 值为考察指标，评价其稳定性。

表4-3　干法制粒胚片硬度测量参数正交实验设计

水平	A 形变量（%）	B 测试速度（mm/sec）	C 触发力（g）
1	50	5.0	5.0
2	60	7.5	10
3	70	10	15

选择 $L_9(3^4)$ 正交表，正交试验的直观分析结果如表4-4所示，K1、K2、K3 是每个因素三个水平的平均总分，平均总分越小，SD 值越小，结果越稳定。从 R 值可以看出各因素对实验结果影响的顺序为测试速度>形变量>触发力，方差分析结果见表4-5，显示因素 A 对误差具有显著性影响（$P < 0.05$），因素 B 对误差具有极显著性影响因素（$P < 0.01$），C 对误差的影响没有统计学意义（$P > 0.05$），因此选择最优的参数组合为 $A_2B_3C_3$，即形变量 60%，测试速度 10mm/sec，触发力 15g。

表4-4　正交实验结果

	因素				SD
	形变量	测试速度	触发力		
1	1	1	1	1	4.409
2	1	2	2	2	4.016
3	1	3	3	3	3.399
4	2	1	2	3	3.657
5	2	2	3	1	3.484
6	2	3	1	2	2.585
7	3	1	3	2	3.668
8	3	2	1	3	3.797
9	3	3	2	1	3.217
K1	11.8240	11.7340	10.7910	11.1100	
K2	9.7260	11.2970	10.8900	10.2690	
K3	10.6820	9.2010	10.5510	10.8530	
R	2.098	2.533	0.339	0.841	

表 4 - 5 方差分析结果

因素	SS	F	MS	F	P
形变量	0.73552	2	0.3677613	5.9402	<0.05
测试速度	1.22225	2	0.6111263	9.8712	<0.01
触发力	0.02026	2	0.010129	0.1636	>0.05
误差	0.12382	18	0.0619103		

$F0.05\ (2,18) = 3.55$，$F0.01\ (2,18) = 6.01$

分别选择 3 种微晶纤维素 MCCWJ101、MCCKG - 802、MCC101QD 和 3 种乳糖 Granulac60、Granulac80、Granulac120，按照表 4 - 6 所示工艺参数制备待测胚片，并选择其中完整、无残缺、无裂片、无色差的胚片，用软毛刷刷去胚片表面残留的细粉。

表 4 - 6 乳糖和微晶纤维素干法制粒工艺参数

物料	干法制粒工艺参数		
	水平送料速度 （r/min）	滚轮转速度 （r/min）	滚轮压力 （MPa）
Granulac60	35	5	12
Granulac80	35	5	12
Granulac120	35	5	12
MCCWJ101	35	5	10
MCCKG - 802	35	5	10
MCC101 QD	35	5	10

具体操作如下：质构仪开机后，在主操作界面上点击质构仪设定按钮（T. A setting）进入测试数据设置界面，点击方法库（Libary）依次设定上述 11 项测试参数值并保存，再点击测试配制按钮（Test configuration），设置文件路径与探头型号并保存。返回探头选择项，将上述样品的胚片放置在操作台上，点击启动测试按钮（Run test），即开始测试。每个样品重复测定 3 次，取平均值。测试过程中，探头将按照所设定的参数下降，切断胚片，胚片应力曲线见图 4 - 4，曲线的峰值即为胚片硬度。

测定胚片硬度后，回收胚片，整粒，筛分，并取 1 ~ 5 号筛之间的颗粒，称量其质量为 M。按照颗粒得率 = M/颗粒总质量 × 100% 的公式计算颗粒得

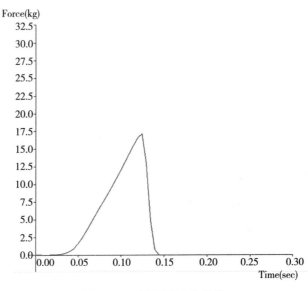

图4-4　胚片硬度应力曲线

率，结果见表4-7。颗粒得率和胚片硬度呈正相关关系。因此，可将胚片硬度作为预判最终颗粒得率的关键参数。

表4-7　乳糖和微晶纤维素的颗粒得率与胚片硬度

物料	颗粒得率（%）	硬度（kg）
Granulac60	67.44	9.9
Granulac80	70.03	12.4
Granulac120	75.10	19.7
MCCWJ101	69.26	17.2
MCCKG-802	72.38	22.7
MCC101QD	74.53	25.8

（三）胚片硬度与制剂处方、工艺参数的相关性

筛选干法制粒的最佳处方时，一般以颗粒得率为评价指标，但该方法具有如下两点不足：一是所需物料量大，由于干法制粒机送料部分死体积较大，因此制备颗粒时，需要足够量的物料以避免死体积带来的计算误差；二是实验操作环节多，尤其在整粒和筛分过程中，极容易因为操作不当导致测量数据不准确，进而影响实验结果。

由于胚片硬度与颗粒得率具有明显的正相关性，因此，研究中可以考虑

采用胚片硬度代替颗粒得率作为筛选处方及辅料用量的关键参数。由于评价指标是胚片，因此仅需制备少量合格胚片即可，不需要进一步制粒，在节省研究时间和成本的同时，可以有效避免设备死体积带来的计算误差。此外，实验操作环节少，质构仪灵敏度高，可减小实验误差。

　　[例]以胚片硬度作为考察指标，筛选中药麦冬提取物滚压法制粒的制剂处方过程。实验中以乳糖 Granulac120 为充填剂，硬脂酸镁为润滑剂，分别按照充填剂含量百分比分为 5 个处方，其胚片硬度与颗粒得率如表 4 - 8 所示。由结果可以看出，胚片硬度与颗粒得率具有良好的正相关关系。当乳糖 Granulac120 的质量百分比达到 39.5% 以上时，胚片硬度高于 10.34kg 时，颗粒一次成型率达到 70% 以上。

表 4 - 8　不同制剂处方下颗粒得率与胚片硬度

处方	麦冬浸膏粉百分比（%）	Granulac120百分比（%）	硬脂酸镁百分比（%）	颗粒得率（%）	硬度（kg）
1	99.5	0.0	0.5	50.82	7.99
2	80.0	19.5	0.5	60.11	9.55
3	60.0	39.5	0.5	70.47	10.34
4	40.0	59.5	0.5	71.76	12.30
5	10.0	89.5	0.5	73.85	15.24

　　亦可采用胚片硬度代替颗粒得率作为筛选制粒工艺参数的关键指标。以胚片硬度作为考察指标，筛选中药川芎颗粒滚压法制粒工艺参数的过程。实验中所选择的工艺参数组合如表 4 - 9 所示，以水平送料速度、滚轮转速和滚轮压力为考察因素，设定 5 组工艺参数组合，并测定颗粒得率与胚片硬度。

　　由实验结果可知，颗粒得率与胚片硬度具有良好的正相关性。由表 4 - 9 可知在水平送料速度 35r/min、滚轮转速 5r/min、滚轮压力 16MPa 等条件下，胚片硬度高于 17.98kg 时，颗粒得率为 78.65%，符合干法制粒一次成型率的要求。

表 4 - 9　不同工艺参数条件下川芎颗粒得率和胚片硬度

	水平送料速度（r/min）	滚轮转速（r/min）	滚轮压力（MPa）	颗粒得率（%）	胚片硬度（kg）
1	30	9	10	35.26	8.14
2	31	8	12	44.14	9.26

续表

	水平送料 速度（r/min）	滚轮转速 （r/min）	滚轮压力 （MPa）	颗粒得率 （%）	胚片硬度 （kg）
3	32	7	13	54.32	10.34
4	33	6	15	67.34	12.28
5	35	5	16	78.65	17.99

（四）滚压法干法制粒中影响颗粒得率的各种因素

1. 制剂原料的物理属性对颗粒得率影响的定性分析

（1）制剂原料黏性对颗粒得率的影响

中药制剂原料的黏性是影响干法制粒得率的重要因素之一。选用直剪仪测量得到的黏聚力做为黏性的量化表征指标，以不同黏性的制剂原料进行干法制粒，考察黏性对颗粒得率的影响，结果见表4-10。

表4-10 制剂原料粉末黏性与颗粒得率

制剂原料粉末	黏聚力（kPa）	颗粒得率（%）
牛蒡子	0.1691	79.50
板蓝根	3.9378	79.50
大青叶	5.0032	80.60
秦艽	5.3088	81.90
青皮	7.1457	83.10
金钱草	22.226	78.00

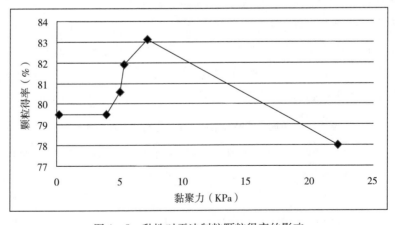

图4-5 黏性对干法制粒颗粒得率的影响

由图4-5可以看出，随着黏性增加，颗粒得率呈现先上升后下降的趋势。随着制剂原料黏性的增加，有利于在干法制粒过程中压制胚片，使颗粒得率升高，但当黏性过大时，颗粒得率反而下降，因为中药制剂原料黏性过大时，在干法制粒压制胚片的过程中，容易产生黏轮、焦片等现象，不利于制粒。

（2）制剂原料含水量对颗粒得率的影响

选择含水量不同的制剂原料考察原料含水量对干法制粒颗粒得率的影响。

表4-11　制剂原料粉末含水量与颗粒得率

制剂原料粉末	含水量/%	颗粒得率/%
生地黄	2.75	73.80
炒枳壳	3.82	74.00
板蓝根	4.22	79.50
秦艽	4.36	82.00
青皮	4.72	83.20
苍耳子	4.81	81.90
大青叶	5.10	81.50

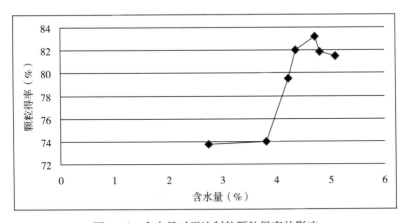

图4-6　含水量对干法制粒颗粒得率的影响

由图4-6可知，一定范围内增大中药制剂原料含水量，有利于提高中药制剂物料干法制粒的颗粒得率。适当增加含水量时，可在压胚片时产生一种内聚力，这种内聚力可以提高颗粒剂的硬度，从而提高压缩成形性。但需要注意的是，含水量过高，反而在压制胚片的过程中容易出现黏轮、焦片等现象。

2. 制粒工艺参数对颗粒得率影响的定性分析

干法制粒过程中可供选择的工艺参数为送料速度、滚轮转速和滚轮压力，分别固定两个工艺参数讨论每个工艺因素对颗粒得率的影响。

（1）送料速度对颗粒得率的影响

设计实验考察不同送料速度下干法制粒颗粒的得率，结果见表4－12。

表4－12　送料速度对颗粒得率的影响

| 制剂原料粉末 | 干法制粒参数 | | | 颗粒得率（%） |
	送料速度（rpm）	滚轮转速（rpm）	滚轮压力（MPa）	
苦参	30	8	4	64.45
	40	8	4	73.27
	50	8	4	74.32
生地黄	30	10	12	68.91
	40	10	12	73.64
	50	10	12	73.07
大青叶	30	9	12	75.49
	40	9	12	80.67
	50	9	12	79.44

由表4－12可知，对于实验中的样品，随着送料速度的提高，干法制粒颗粒得率增加。水平送料系统直接把物料送入两个滚轮之间压制胚片，在滚轮转速和滚轮压力不变的情况下，送料速度越快，同一时间进入滚轮间的物料越多，压制的胚片就硬度越大，颗粒得率也就越高。

（2）滚轮转速对颗粒得率的影响

设计实验考察不同滚轮转速下干法制粒颗粒的得率，结果见表4－13。

表4－13　滚轮转速对颗粒得率的影响

| 制剂原料粉末 | 干法制粒参数 | | | 颗粒得率（%） |
	送料速度（rpm）	滚轮转速（rpm）	滚轮压力（MPa）	
苍耳子	40	6	12	81.12
	40	7	12	80.92
	40	8	12	71.63

续表

制剂原料粉末	干法制粒参数			颗粒得率（%）
	送料速度 （rpm）	滚轮转速 （rpm）	滚轮压力 （MPa）	
秦艽	40	6	12	86.11
	40	8	12	81.88
	40	10	12	74.01
苦参	40	4	12	80.79
	40	8	12	73.27
	40	12	12	56.03

由表 4-13 所示，随着滚轮转速的升高，干法制粒颗粒得率明显降低。在水平送料速度和滚轮压力不变的情况下，增加滚轮转速，相同时间内，物料停留在滚轮之间的时间缩短，说明物料受压的时间变短，胚片的硬度下降，在整粒时颗粒减少，细粉增加，因此随着滚轮转速的升高，颗粒得率降低。

（3）滚轮压力对颗粒得率的影响

设计实验考察不同滚轮压力下干法制粒颗粒的得率，结果见表 4-14。

表 4-14　滚轮压力对颗粒得率的影响

制剂原料粉末	干法制粒参数			颗粒得率（%）
	送料速度 （rpm）	滚轮转速 （rpm）	滚轮压力 （MPa）	
苍耳子	40	7	9	80.10
	40	7	12	80.92
	40	7	16	82.39
青皮	40	7	6	81.17
	40	7	12	83.24
	40	7	18	83.05
补骨脂	40	8	12	68.39
	40	8	15	72.08
	40	8	18	71.47
牡丹皮	40	8	8	69.08
	40	8	13	71.81
	40	8	18	72.00

由表 4-14 所示，随着滚轮压力的升高，颗粒得率升高。但随着滚轮转速的升高，颗粒得率上升的趋势不明显，说明滚轮压力对颗粒得率的影响小于滚轮转速。

3. 制剂原料物理属性、工艺参数对颗粒得率影响的定量分析

在制剂原料物理属性、工艺参数对颗粒得率影响趋势研究的基础上，从定量分析的角度，运用统计学方法得到制剂原料物理特性、工艺参数与颗粒得率相关性的数学关系式，根据各影响因素的系数判断其影响力的大小，从而明确干法制粒过程中关键控制点。

选择物理属性参数中流动性、黏性、压缩度及含水量作为影响因素，工艺参数中送料速度、滚轮压力、滚轮转速作为影响因素。每个因素选择三个水平进行正交实验设计，计算干法制粒后的颗粒得率。应用 spss13.0 软件对结果进行多元线性回归分析。以颗粒剂得率（Y）为因变量，休止角（X_1）、压缩度（X_2）、黏聚力（X_3）、含水量（X_4）、送料速度（X_5）、滚轮转速（X_6）、滚轮压力（X_7）为自变量。回归方程为：

$$Y = 0.886 - 0.006X_1 + 0.555X_2 - 0.005X_3 + 1.251X_4 + 0.0002X_5 - 0.019X_6 + 0.003X_7$$
（式 4-1）

从回归方程标准化回归系数的大小得知，制剂原料的压缩度、含水量以及滚轮转速对干法制粒影响最大。压缩度主要代表制剂原料的可压性，含水量在一定程度上反映了制剂原料的黏性。制剂原料的可压性差时，往往会导致干法制粒过程中胚片不成形，从而产生松片现象，制剂原料的黏性强则会出现黏轮、色差等现象。式 4-1 的建立，可以通过调整工艺参数或通过改变制剂原料的物理属性进一步提高制粒工艺的效率，改善颗粒质量。

（五）滚压法干法制粒中胚片松片问题的解决方案

胚片松片是干法制粒过程中最常见、也是最难解决的问题之一，由于中药制剂原料可压性差，具有较高的弹性形变能力，因此成形异常困难。一般可通过添加大量可压性好的辅料，增大其黏性，同时增大滚轮压力、降低滚轮转速的方法加以改善，但颗粒的一次成型率仍难以达到 40% 以上，生产中为解决此类问题，一般需要反复压制胚片数次，导致生产效率低，设备负载增大。

以中药檀香粉末为例，由于其几乎不具备黏性，且压缩成形性差，无法压制胚片，颗粒得率基本为零。设想是否能够找到一种具有较高黏附性的辅料，黏附在檀香粉末表面，同时该辅料又具有一定的压缩度，能够形成一层

"压缩缓冲带"，抵消原料本身的弹性形变，增加塑性形变，从而产生高效的黏合作用。经过大量筛选后，确定了辅料配方为聚维酮plasdone S-630：微粉硅胶（3：5）。

将处方量92%的檀香粉末、5%的微粉硅胶、3%的聚维酮 plasdone S-630 投入三维混合机，混合5分钟后取出。调节制粒机工艺参数为滚轮转速4rpm/min、滚轮压力16MPa、送料速度40rpm/min，制备颗粒。整个制粒过程胚片出片连续，硬度均匀，未出现大量漏粉现象，所制备的颗粒硬度适中，色差小，颗粒一次成型率接近80%，此结果与添加檀香粉末的9倍量糊精所制得的颗粒得率相当，大大减少了辅料用量。

在扫描电子显微镜下可见纯檀香粉末表面光滑如图4-7。在添加了复合辅料的照片中可直接观察到在檀香粉末表面吸附了很多微粒，如图4-8所示，由此说明辅料均匀黏附于檀香粉末表面。

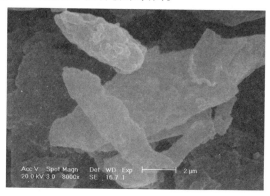

图4-7　檀香电镜扫描图

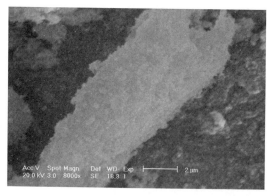

图4-8　檀香、复合辅料混合粉末电镜扫描图

该复合辅料不仅成功解决了檀香干法制粒颗粒成型困难的问题，同时由

于辅料的用量不到处方量的 10%，即可达到添加 9 倍量普通填充剂相同的制粒效果，大幅度提高了颗粒剂的载药量。

参 考 文 献

［1］李范珠．药物制粒技术［M］．北京：化学工业出版社，2007．

［2］Hopkins D. L.，Lamb T. A.，Kerr M. J.，et al. The interrelationship between sensory tenderness and shear force measured by the G2 Tenderometer and a Lloyd texture analyser fitted with a Warner – Bratzler head［J］．Meat Science，2013，93：838 – 842．

［3］Li C. B.，Shi P. L.，Xu C.，et al. Tracing processes of rigor mortis and subsequent resolution of chicken breast muscle using a texture analyzer［J］．Journal of Food Engineering，2010，100：388 – 391．

［4］张一．TPA 测试模式在面包品质评价中的应用研究［J］．吉林工商学院学报，2010，26（5）：48 – 61．

［5］Lemaitre – Aghazarian V.，Piccerelle P.，Reynier J. P.，et al. Texture optimization of water – in – oil emulsions［J］．Pharm. Dev. Technol，2004，9：125 – 134．

［6］Cilurzo F.，Selmin F.，Minghetti P.，et al. The effects of bivalent inorganic salts on the mucoadhesive performance of a polymethylmethacrylate sodium salt［J］．Int. J. Pharm，2005，301：62 – 70．

第五章　中药粉末直接压片技术及成型机理

第一节　概　述

　　将药物压制成片形，最早是在 1843 年。19 世纪 70 年代，第一台压片机问世，随着压片技术的不断进步，片剂的生产效率和产品的质量得到不断的提高。中药片剂作为一种剂型进行生产和研究始于 20 世纪 50 年代。

　　用于压制片剂的制剂原料需要具有一定的流动性和可压性，因此大部分制剂原料在压片之前都必须经过一定的处理，使之具有相应的机械特性和流动性，以满足压片的要求。尽管在压片前对制剂原料的处理方式各不相同，但压实成型是片剂生产中不可缺少的重要工序。片剂的压制方法主要有两种类型：一是粉末直接压片，即不经过制粒，将粉末直接压制成片，其优点在于省去制粒、干燥等工序，节能省时。由于生产过程中不接触水、不受热，有利于产品的稳定，片剂的崩解快、药物溶出迅速。直压技术在化学药物制剂生产中应用较多，但是也存在一些缺点，如物料之间的密度和粒度相差过大时易导致混合不均匀、易于分层等。二是制粒后再压片。本章主要讨论粉末直接压片技术。

　　中药片剂有浸膏片、半浸膏片和全粉片等类型，其制剂原料一般不具备直接压片的机械特性，因而直压工艺在中药片剂生产中应用很少。对于中药片剂而言，由于制剂原料在片剂中所占比例相对较大，添加可压性、流动性等物理性质较好的辅料空间有限。因此，我们研究认为通过分析中药制剂原料粉末直接压片过程中粉体的形变过程，探讨中药制剂原料的物理属性及压片工艺参数与片剂成型的关系，进而对制剂处方和压片工艺进行优化设计，可以找到中药制剂原料应用直接压片工艺的可行方法。

第二节　片剂用辅料

一、淀粉类

1. 淀粉（starch）　　是口服固体制剂的基本辅料，常用作稀释剂、黏合剂、崩解剂。作为稀释剂，用于色素或毒剧药物的倍散稀释，便于后续的混合操作。作为黏合剂，常使用5%～25%的淀粉糊。作为崩解剂，用量为处方量的3%～15%，可内外加结合。常用的淀粉根据其来源不同有玉米淀粉、马铃薯淀粉、稻米淀粉、木薯淀粉、小麦淀粉等。

2. 预胶化淀粉（pregelatinized starch）　　常用作片剂、胶囊剂、颗粒剂的黏合剂、稀释剂和崩解剂。与淀粉比较，预胶化淀粉能改善物料的流动性与可压性。通常用硬脂酸镁来润滑预胶化淀粉，用量一般不超过0.25%，否则会影响片剂的强度和溶出。预胶化淀粉用作崩解剂时用量一般为5%～10%；作为直接压片的黏合剂通常用量在5%～20%；作湿法制粒的黏合剂用量一般不超过10%。

3. 改性淀粉（modified starch）　　由于其具有较好的流动性和可压性，多用于直接压片。其含水量约为10%～13%，虽本身具有润滑作用，但当处方中含有5%～10%不具有润滑作用的其他成分时，还必须加适量的助流剂，如胶态二氧化硅（用量约0.25%）以改善其流动性。

4. 羟丙基淀粉（hydroxypropyl starch，HPS）　　常用作片剂的崩解剂，糊化迅速，颗粒崩解快，具润滑性，不黏冲，不易裂片，可克服淀粉的一些缺点。

5. 羧甲基淀粉钠（sodium carboxymethyl starch，CMS－Na）　　常用作片剂的崩解剂，具有较好的流动性和吸水性。用作片剂的崩解剂时，用量在0.5%～3%，可以外加使用，直接压片。

二、纤维素衍生物类

1. 微晶纤维素（microcrystalline cellulose，MCC）　　主要用作黏合剂和稀释剂，不仅可用于湿法制粒，同时也可用于直接压片，并且还具有一定的润滑性和崩解性。用作片剂的稀释剂或黏合剂时，用量约为20%～90%；用作崩解剂时，用量约为5%。

2. 硅化微晶纤维素（silicified microcrystalline cellulose，SMCC）　　通常

用作片剂的填充剂，可以改善湿颗粒或粉末的可压性。

3. 甲基纤维素（methylcellulose，MC） 在片剂中，低等或中等黏度的甲基纤维素用作黏合剂，高黏度的甲基纤维素可以用作崩解剂，

4. 乙基纤维素（ethylcellulose，EC） 在片剂中，乙基纤维素经干法或以95%的乙醇为溶剂的湿法混合后用作黏合剂。使用乙基纤维素可以增强片剂的硬度，但可能会影响片剂中药物的溶出。

5. 低取代羟丙基纤维素（low substituted hydroxypropyl cellulose，L–HPC） 主要作为片剂的崩解剂或湿法制粒的黏合剂，也可以用于直接压片制备的速崩片中。其中LH–11的粒径最大，主要用于防止片剂顶裂和直接压片的崩解剂；LH–21主要用于湿法制粒的黏合剂和崩解剂。

6. 交联羧甲基纤维素钠（croscarmellose sodium，AC–Di–Sol） 适用于直接压片和湿法制粒压片工艺。在粉末直接压片中的通常用量为2%，湿法制粒压片时用量为3%。

三、聚乙烯吡咯烷酮类

1. 聚维酮（povidone） 在固体制剂中，可以在湿法制粒中作为黏合剂，也可以干态形式直接加入到其他粉末中混合后，通过加入润湿剂制粒。

2. 交联聚维酮（crospovidone） 通常作为水不溶性的片剂崩解剂，直接压片和颗粒压片工艺中使用量通常为2%~5%。粒径较大的交联聚维酮其崩解作用较好。

四、糖类

1. 乳糖（lactose） 通常用作片剂和胶囊剂的稀释剂或黏合剂，主要有结晶形乳糖、粉末形乳糖、直接压片用乳糖等，其中直接压片用乳糖的流动性和可压性更好。乳糖根据其粒径和流动性的不同有多种级别，可根据用途不同进行筛选，在湿法制粒或伴有研磨的混合过程中，通常选择细小粒度级别的乳糖，可以与其他成分混合均匀，以发挥黏合剂作用。

2. 蔗糖（sucrose） 含50%~67%的蔗糖可以作为湿法制粒的黏合剂，蔗糖粉也可以用作干黏合剂，作为咀嚼片的增溶剂和甜味剂。

3. 麦芽糖糊精（maltodextrin） 在直接压片或湿法制粒的过程中用作黏合剂和稀释剂，可以配伍硬脂酸镁作为润滑剂。

4. 可压性蔗糖（compressible sugar） 主要用作片剂的干黏合剂和填充剂。尤其在咀嚼片中使用较多，除作为黏合剂和填充剂以外，同时起到甜味

剂的作用。

五、多元醇类及无机盐类

1. 山梨醇（sorbitol） 在湿法制粒或直接压片制备的片剂中，山梨醇可以用作稀释剂，其具有宜人的甜味和凉爽的口感，尤其适用于咀嚼片。

2. 甘露醇（mannitol） 用于片剂中主要作为稀释剂，尤其适合于易吸湿的制剂原料。

3. 磷酸氢钙二水合物（dibasic calcium phosphate） 通常药用级别的磷酸氢钙二水合物有两种规格，其中磨细的产品主要用于湿法制粒或干法制粒。未研磨的粗颗粒制品通常作为稀释剂用于直接压片。

4. 硬脂酸镁（magnesium stearate） 通常作为口服固体制剂的润滑剂。用量通常为 0.25% ~5% 。

5. 滑石粉（talc） 通常作为口服固体制剂的润滑剂。

6. 微粉硅胶（aerosil） 作为助流剂使用，通常用来改善制剂的流动性。

第三节　粉末直接压片技术

20 世纪 60 年代，微晶纤维素和喷雾乳糖等新型辅料的问世，改变了片剂的生产过程，粉末直接压片技术得到充分的发展和应用。中药制剂原料易吸湿、流动性差，直接压片技术几乎无法用于中药片剂的生产中。研究发现，在充分了解中药制剂原料物理属性的基础上，研究制剂原料性质与片剂成型工艺、工艺参数与片剂质量之间的相关关系，通过对制剂原料进行适当的物理改性，仍然可以得出中药制剂原料适宜进行粉末直接压片的物理属性范围。因此，直压技术也同样可以应用于中药片剂的生产中。

一、粉体压缩成形性的表征

粉体的压缩成形性是指被压制成形的可能性和被压缩物的坚实紧密程度。衡量压缩成形性的常用方法是在一定的压力下测定压缩粉体所形成的片剂的硬度。但是，片剂的硬度并不能反映成形过程中粉体形变的压缩特性。因此，评价粉体的压缩成形性时，还要考虑其抗张强度、弹性复原、黏弹性斜率、屈服压力等参数，用以表征在压缩过程中的形变过程。

1. 抗张强度[1]（tensile strength）

片剂的抗张强度是直接反映粉体结合性及片剂结合力的最终参数，不仅可以评价片剂质量，而且广泛应用于片剂处方设计中。由于抗张强度的计算公式包含了片剂的直径及厚度，因而克服了不同片剂差异产生的偏差。

$$\sigma_t = \frac{2f_c}{\pi h d} \qquad (式 5-1)$$

式中，σ_t 为抗张强度（MPa），f_c 为硬度（N），d 为片径（mm），h 为片厚（mm）。

一般认为如果用较小的压力能获得较大的片剂硬度时，表明该粉体的压缩成形性较好。采用不同压力分别压制片剂，以抗张强度为纵坐标，压力为横坐标，绘制抗张强度与压力关系曲线，可以比较粉体的压缩成型性。

2. 弹性复原率[2]（elastic recovery ratio）

在压缩过程中，当解除压力并将片剂推出模孔后，由于内应力作用，片剂发生弹性膨胀，称为弹性后效。通常用弹性复原率 E 表示，即片剂从模孔中推出后引起的体积增加值和片剂在最大压力下的体积之比。可用式 5-2 表示：

$$E = (H - H_0)/H_0 \times 100\% \qquad (式 5-2)$$

式中，H 为片剂推出后放置 24 小时的厚度（mm），H_0 为最大压力下片剂的厚度（mm）。

由于粉体的塑性反映了片剂成过程中保持一定形状的能力，但不能确切表明粉体一定能结合成致密且破碎力较高的压实体，而弹性复原率则可说明粉体克服其弹性彼此结合成型的能力，因此粉体弹性复原率越大，片剂的结合力越弱，硬度降低，甚至易于裂片。

3. 黏弹性斜率[3]（slope of viscoelasticity）

在片剂的压缩过程中，当加压停止（冲杆保持静止不动）时，压缩物的残余压力随着时间衰减的现象称为应力缓和。在应力缓和期间，压缩物处于塑性流动和同时产生破碎的黏弹性区。应力缓和的时间一般为几十秒到两分钟。残留压力的对数与时间成线性关系，该直线的斜率即为黏弹性斜率。

$$\ln\Delta F = \ln\Delta F_0 - kt \qquad (式 5-3)$$

式中，ΔF 为某时间 t 时残余压力与应力缓和趋于停止时的残余压力差，即残留压力（kg）；ΔF_0 为零时间的残留压力（kg）；k 为黏弹性斜率。斜率 k 和截距 ΔF_0 与压制体在压力作用所经受的塑性流动速度和程度有关，一般 k 值大，且 ΔF_0 大者，塑性变形强，成形性好。选择黏弹性斜率作为压缩成形性的评价指标，可以从本质上解释塑性变形对制剂原料压缩成形的影响。

4. 屈服压力（yield pressure）

Heckel 方程是目前解析压缩过程的常用方程，其最主要的意义在于对常

数 K 的解析，Heckel 提出 K 的倒数是压缩粉体屈服压力的表征。Heckel 曲线的线性部分表明了压缩层的弹性变形、塑性流动和粒子破碎的过程。$1/K$ 越小（即屈服压力越小）说明颗粒的塑性变形性越好，压缩性越好。

$$\ln(1/1 - D) = KP + A \qquad （式 5 - 4）$$

式中，D 为相对密度，P 为压力，K 和 A 为常数。

由于中药制剂原料是成分复杂的混合物，在无法获得真密度的情况下，将 Heckel 变形为如下：

$$\ln[1/(1 - h_0/h)] = (1/P_y)P + A \qquad （式 5 - 5）$$

式中，h_0 为最大压力下片剂厚度，h 为压力达 P 时的片剂厚度，P_y 为屈服压力。

二、中药制剂原料物理属性与片剂成型性

片剂的制备过程就是将药物和辅料的混合物粉末压缩成具有一定形状和大小的坚固聚集体的过程。大多数粉末在受到外力压缩时产生塑性变形和弹性变形，其塑性变形产生结合力，易于成型；其弹性变形不产生结合力，趋向于恢复到原来的状态，从而削减了结合力。下面将分别从抗张强度和弹性复原率两方面探讨中药制剂原料的物理属性与片剂成型性之间的相关关系。

1. 中药制剂原料的物理属性与片剂弹性复原率

片剂的弹性复原率可表明制剂原料粉体克服其弹性彼此结合成形的能力，当粉体弹性大且颗粒间结合力小时，压力解除后片剂将产生较大弹性形变，以致发生裂片。以中药调经益母片的制剂原料为研究对象，分别在不同压力下压片，以弹性复原率为因变量，制剂原料的黏聚力、堆密度、含水量等为自变量进行线性相关分析，见表 5 - 1。

表 5 - 1　不同压片力时制剂原料物理属性与片剂弹性复原率的相关关系

压力（kg）	线性相关关系
133	$Y = -0.8604X_1 + 1.364 X_2 - 0.8988X_3$
167	$Y = -0.8487X_1 + 1.439 X_2 - 0.7054X_3$
200	$Y = -0.6883X_1 + 1.3159X_2 - 0.6593X_3$

其中，Y 为弹性复原率，X_1 为黏聚力，X_2 为堆密度，X_3 为含水量。

结果表明，在实验压力范围内。调经益母片制剂原料粉体的弹性复原率与黏性、含水量呈负相关关系，与堆密度呈正相关关系。

2. 中药制剂原料物理属性与片剂抗张强度

以中药调经益母片的制剂原料为研究对象，通过添加不同辅料，分别在1161kg 和 1839kg 压片力下进行压片。以抗张强度为因变量，制剂原料的黏聚力、堆密度、含水量、粒径为自变量进行线性相关分析。结果表明，中药制剂原料粉体的抗张强度与黏聚力、含水量呈正相关关系，与堆密度、粒径呈负相关关系，见表 5-2。

表 5-2 不同压片力时制剂原料物理属性与片剂抗张强度的相关关系

辅料及用量	压力（kg）	
	1161	1839
33.3% Cellactose® 80	$Y = 0.6992X_1 - 0.1518X_2 + 0.1583X_3 - 0.0843X_4$	$Y = 0.7721X_1 - 0.1035X_2 + 01319X_3 - 0.1095X_4$
33.3% MCC-102	$Y = 0.6374X_1 - 0.2598X_2 + 0.2327X_3 - 0.1751X_4$	$Y = 0.4438X_1 - 0.3614X_2 + 0.5340X_3 - 0.1448X_4$
20% MCC-102	$Y = 0.6504X_1 - 0.2695X_2 + 0.2068X_3 - 0.1327X_4$	$Y = 0.4394X_1 - 0.4129X_2 + 0.4541X_3 - 0.1005X_4$

其中，Y 为抗张强度，X_1 为黏聚力，X_2 为堆密度，X_3 为含水量，X_4 为粒径。

在一定的压力范围内，制剂原料的物理属性与片剂成型性之间存在相关性，其中黏聚力的影响最大，呈正相关关系。制剂原料粉体的黏聚力是范德华力、库仑力、固体桥联力、液体桥联力或其中几种力的合力，适宜的黏聚力有利于压片过程中的塑性形变。而由于水分的存在，压片时会产生一种内聚力，从而提高片剂的硬度，且受挤压到粒子表面的水分可溶解可溶性成分，待其重新结晶后使相邻的粒子间产生"固体桥"，有利于压片过程中的塑性形变。

由于粉体的孔隙率不同，孔隙率大可以增加粒子压缩过程中的变形潜力，当施加外力时，由于孔隙率大（堆密度小）的粉体变形空间较大，使得成型后片内平均孔径显著减小、导致片剂硬度增大，故而制剂原料的堆密度与片剂的抗张强度呈负相关关系。

三、工艺因素与片剂质量

1. 压力与片剂压缩成型性

压力是影响片剂成型的主要工艺因素之一。在实际生产中，期望在较小的压力下能压出硬度合格的片剂，这就要求中药制剂原料具有良好的压缩成

型性。在一定压力范围内，制剂原料的抗张强度随着压力的增大而增大。但
对于某些制剂原料来说，当压力增加到一定值时，抗张强度将不再发生变化，
见图5-1。

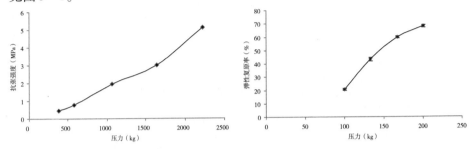

图5-1　压力对调经益母片制剂原料粉末压缩成型性的影响

在一定范围内，压力越大，片剂的压缩成型性越好。由于压片压力与片
剂中药物的崩解和溶出有关，且压力过大易造成压片机的磨损等，应综合考
虑这些因素，合理选择压片压力。

2. 压片速度与片剂压缩成型性

随着压片速度的增大，片剂的抗张强度减小，而片剂的弹性复原率随着
压片速度的增大而增大，即增加了片剂的裂片趋势，见图5-2。所以压片速
度增大不利于片剂的成型，但考虑到实际的生产效率，应该在保证产品质量
的前提下选择合理的压片的速度。

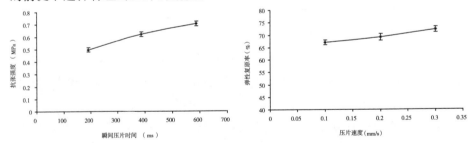

图5-2　压片速度对调经益母片提取物粉末压缩成型性的影响

四、处方因素与片剂质量

如前所述，大多数中药制剂原料的物理属性都不能满足粉末直接压片技
术对物料的要求。因此，需要添加适量的辅料如填充剂、润滑剂以调整其物
理属性，使其能够顺利压片。

1. 填充剂与中药片剂压缩成型性

填充剂的主要作用是增加片剂的重量和体积。填充剂的加入不仅能够保证片剂达到一定体积，部分填充剂也起到黏合剂和崩解剂的作用，改善片剂的压缩成型性和崩解性，有利于药物的释放和溶出。

（1）填充剂的种类与中药片剂压缩成型性

通过添加3种不同型号微晶纤维素来改善调经益母片制剂原料的压缩成型性。结果表明，3种辅料与制剂原料组合后压制成片剂的抗张强度差别不大，微晶纤维素102CG（MCC－102CG）与调经益母片制剂原料粉末组合后的弹性复原率相对较小，表明MCC－102CG能够改善该制剂原料的压缩成型性，见图5－3。

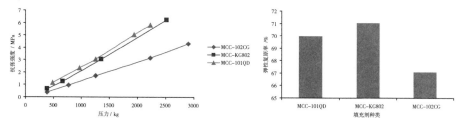

图5－3　填充剂种类对调经益母片制剂原料粉末压缩成型性的影响

（2）填充剂的用量与片剂压缩成型性

对于粉末直接压片，填充剂的压缩成型性直接影响片剂的成型。片剂的抗张强度随填充剂用量的增加而增加，弹性复原率则随填充剂用量的增加而减小，以调经益母草片为例，原料与MCC－102CG以不同比例混合后，不同压力下的抗张强度及弹性复原率见图5－4。合适的填充剂用量能充分改善中药制剂原料的压缩成型性，从而改善中药片剂的质量。

2. 润滑剂与中药片剂压缩成型性

润滑剂能有效减少物料和冲、模壁之间的摩擦力，不仅在压缩过程中使物料的受力均匀，且推出片剂时不易受损，可以减少裂片。但润滑剂的加入会降低粉末间结合力，影响片剂的强度。

在一定范围内，润滑剂的用量越多，片剂的抗张强度越小。但在常用量范围内（<1%），对片剂的抗张强度影响并不大。以调经益母片为例，实验结果发现，随着润滑剂用量增大，弹性复原率提高，而不利于片剂的成型，见图5－5。

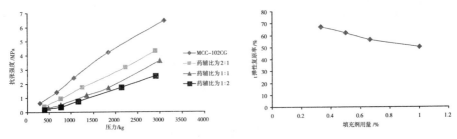

图 5-4　填充剂用量对调经益母片制剂原料粉末压缩成型性的影响

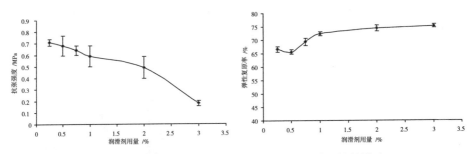

图 5-5　润滑剂对调经益母片制剂原料压缩成型性的影响

五、物理改性技术用于改善中药制剂原料的直压特性

　　流化床技术是常用的物理改性手段之一。流化床主要由容器、气体分布装置（如筛板等）、喷嘴、压缩空气口、黏合剂口、温度控制器等组成。物料粉末在容器内在自下而上的压缩气流作用下保持悬浮的流化状态，并混合均匀。液体黏合剂向流化层喷入，液滴使粉末润湿并聚结在其周围形成粒子核，同时再由继续喷入的液滴落在粒子核表面上产生黏合架桥作用，使粒子核与粒子核之间、粒子核与粒子之间相互结合，逐渐形成较大的颗粒。干燥后，粉末间的液体桥变成固体桥，即得外形圆整的多孔颗粒。经过反复地喷雾和干燥，形成产品。因流化床制粒全过程仅受床内气流影响，故制得的颗粒密度小，粒度均匀，流动性、压缩成型性好。

　　流化床技术用于制剂原料物理改性的操作方法是，一般选择顶喷方式，首先对设备按要求进行调试，测试喷枪使之保证通畅，喷嘴垂直向下对准容器的中心，根据工艺要求调试温度、压缩空气的流速、进料口等。取适量中药制剂原料置于流化床容器中，设定相关参数如温度、流速、进料速度等，在喷雾之前将物料预热一段时间，至喷雾允许值时开始喷雾，保持流化状态一定时间后停止喷雾，继续流化稳定后停机，收集出料并进行片剂压缩试验。

　　中药提取液经喷雾干燥得到的粉末，在直压过程中，由于其流动性差容易发生弹性形变而产生片重差异大、易裂片等现象，影响片剂的生产效率。我们以益母草水提液的喷雾干燥粉末为研究对象，分别以水或益母草提取液作为润湿剂或黏合剂，通过流化床技术进行改性处理，比较所得到制剂原料的压缩成型性和其他物理属性的参数，结果如图 5-6。

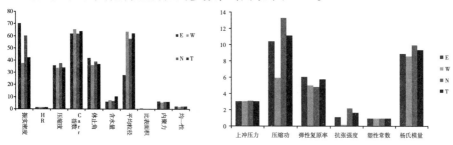

图 5-6　流化床改性后益母草与益母草提取物理属性比较

注：图中 E 代表益母草喷雾干燥粉末；W 代表以水为润湿剂的改性益母草提取物粉末；T 代表以益母草提取液为黏合剂的改性益母草提取物粉末；N 为益母草流化床干燥粉末。

经过流化床改性处理的益母草提取物粉末，其不良物理属性得到一定程度的改善，如流动性增加、黏性减小、压缩成型性良好，改性后片剂的抗张强度增大、弹性复原率减小。

第四节　粉末直接压片成型机理

在粉体压缩过程中，起决定性作用的因素是粒子间的作用力，而这些作用力主要发生在粒子表面，根据对粉体的机械处理强度和粉体特性，发生不可逆形变主要有以下 3 类：①粒子发生迁移时，粒子间的接触面积发生变化，而总固体相保持完整的内聚性；②粉体层破裂成两个或更多的部分；③如果固相完全在气相中分散，粒子间无接触或接触很少，此时系统已经失去粉体的典型特性，呈现为气溶胶。中药制剂原料被压缩时，随着粉体层内部气体的消除，使粒子间的接触面积增加，从而增强了粉体层的结合强度，最终变成具有一定强度的片剂。

压缩过程是指从上冲接触物料到压片结束（上冲压力为零时）的全过程，目前普遍认为主要可以分为四个阶段：初始阶段为粉体在模内的填充；第二阶段为对粉床的加压过程，其主要特征是粉体间"拱桥"被破坏和孔隙率减小，粉体由于破碎或物理变形流动接触点增加并产生硬化，对此阶段分析多用数学方法,如离散单元法、微分机械法等;第三阶段为压力从压坯解除的过程;最后阶段为下冲将片坯从模孔中推出,见图5-7。

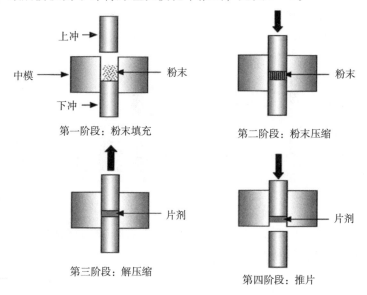

图5-7 压缩过程示意图

随着带有压力和位移传感器的压片设备出现,研究者们开始将整个压缩过程量化为数学模型,建立了一种描述力-位移之间关系和孔隙率-压力之间关系的方法[4]。将压力和位移绘制成曲线,曲线下面积即压缩功,压缩功直接与粉末的形变及片剂的成型相关,其数值代表被压缩成具有一定机械强度的压缩物所需能量。孔隙率和压力函数直接反映冲模中粉体被压实过程中体积的变化过程,广泛应用于描述粉体的压缩过程。

在干燥粉体的压缩过程中,粒子黏结在一起的结合方式主要有3种类型:固体桥、分子间力、机械镶嵌。固体桥的结合比较强,在相邻粒子间形成真正接触,直接决定了片剂的强度;分子间力是指在具有一定距离的表面之间产生的结合力的总称,分子间力虽然较弱,但对直接压片技术而言,却具有非常重要的作用;机械镶嵌,通常需要较高的压力才能形成这种结合方式,以机械镶嵌作为结合方式的片剂,硬度小、崩解时限长。

由于片剂的压缩过程是一个复杂过程,需要借助仪器获得压缩过程中粉体柱的体积变化及其所承受的压片力变化。理论上,液压机、偏心压片机、旋转压片机、压缩模拟器等均可以获得足够的数据,但是大部分研究和理论上的探讨都是以使用单冲偏心轮压片机的实验为基础的,也有少数是通过压力模拟器和旋转式压片机进行的。我们研究所涉及的数据均通过单冲偏心轮感应式压片机（Krosch xp1）获得，接下来首先简要介绍研究中所涉及的相关参数。

一、粉体可压性和成形性的表征

粉体的压缩性（compressibility）指在一定压力下粉体体积减小的能力[5]，它反映了粉体在压缩过程中的不可逆形变能力，是评价粉体能否压片成型的重要参数，通常采用 Heckel、Kawakita、Cooper – Eaton、Walker 方程等模拟孔隙率变化与压力的关系，从而描述粉体的压缩过程，评价其可压缩性[6,7]。粉体的成形性（compactiblility）指粉体能够形成具有一定机械强度的压缩物的能力[8]，它反映了实际压缩过程中粉体相互黏着的能力，是判别压片能否成功进行的关键因素。通常采用测定压缩物的机械强度与施加于粉体的压力之间关系评价其成形性[9]。

1. Heckel 方程

Heckel[10,11] 提出了一个符合一级动力学过程解释压缩现象的方程。

$$\ln 1/(1 - D) = KP + A \qquad (式 5 - 6)$$
$$D = \rho_b/\rho_t \qquad (式 5 - 7)$$

式中，D 是在压力为 P 时压缩物的相对密度，ρ_b 为松装密度，ρ_t 为真密度；压缩过程的斜率 K 可通过其相应线性部分回归得到，斜率的倒数即为屈服应力。屈服应力反映了物质的屈服强度和塑性形变能力。A 是将 Heckel 图的直线部分外推所得的截距，如图 5 – 8。因为图像是在低压下弯曲的，Heckle 把常数 A 与体积减小的过程相关联，粉体体积减小的过程主要是粉末填充和粒子重排。

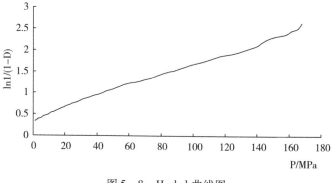

图 5 – 8　Heckel 曲线图

2. Walker 方程

Walker 在研究一些金属物质的压缩过程后发现,粉体的体积与压片压力之间符合如下关系[12]:

$$V = \frac{-W \lg(P) + C}{100} \qquad (式 5 - 8)$$

式中,W 为评价压力和体积变化关系的压缩系数,V 为相对体积,C 为常数。斜率 W 可通过压缩过程压力取对数后,与体积相应变化的线性部分回归得到。W 值反映了物质在压缩过程中体积的减小行为。

Walker 方程可以用来描述压缩中药制剂原料过程中的形变行为,但由于 Walker 方程中相对密度的转化过程不同,有其自身的应用特点,因此主要适用于高压范围下制剂原料粉体压缩行为研究,即在较高密度范围内能表现出良好的线性关系[13]。

3. 塑性常数

根据 De Blaey、Polderman 等人的研究结果[14],在压缩过程中功的消耗有以下几方面:①使颗粒中的粒子最大限度接近所作的功;②粒子之间的摩擦;③粒子与模壁之间的摩擦;④塑性形变;⑤弹性形变。

Führer 等[15]假设①和②部分的功用于粒子的重新排列和粒子间的摩擦,这两部分可以忽略。而用于克服模壁摩擦的功③和解压缩过程中恢复的功⑤应从输入净功中减去,得到净功,见图 5 - 9。

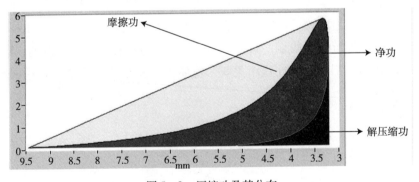

图 5 - 9　压缩功及其分布

塑性常数即为净输入功与片重的比值。反映了质量粉体在已设定的压片条件下,在压缩过程中消耗的有效压缩能量,公式见式 5 - 9。

$$Esp = W_{net}/M \qquad (式 5 - 9)$$

式中,Esp 为塑性常数,W_{net} 为输入净功,M 为片重。

4. 塑性系数

塑性系数（PL）即压缩净功与物质产生形变所消耗能量的比值。

$$PL = \frac{W_{net}}{W_{net} + W_E} \times 100 \qquad （式5-10）$$

式中，W_{net} 为输入净功，W_E 为膨胀功。

5. 弹性系数[11]

弹性系数（E）即弹性作用损失功占压缩总功的比例，反映了解压过程中片剂的弹性复原能力。

$$E = \frac{W_E}{W} \times 100 \qquad （式5-11）$$

式中，W_E 为膨胀功，W 为压缩总功，W = 摩擦能量损失 + 解压后能量损失 + 压缩净功。

6. 快速弹性松弛[16]

快速弹性松弛（FES）即粉体被压缩过程中上冲位移（压力）最大时片剂边缘厚度和弹性复原后边缘厚度之间的距离，反映了片剂在模内的快速轴向弹性复原能力。

$$FES = \frac{H_2 - H_1}{H_2} \times 100 \qquad （式5-12）$$

式中，FES 即快速弹性松弛，H_1 是上冲压力最大时片剂边缘厚度，H_2 是压缩过程结束时片剂的厚度。

7. 抗张强度

片剂的抗张强度（TS）是直接反映粉体结合性及片剂结合力的最终参数，由于包含了片剂的直径及厚度，从而克服了由不同片剂差异所产生的偏差。

抗张强度可通过下式计算得到：

$$TS = 2F/\pi DT \qquad （式5-13）$$

式中，F 为硬度，D 为直径，T 是片剂的厚度。

8. 冲量比[17]

冲量比（S）为加压过程与解压过程压力与接触时间的曲线下面积比，通过两者比值的不对称性描述粉体的塑性 - 弹性形变比例。

$$S = S_{load}/S_{unload} \qquad （式5-14）$$

式中，S_{load} 为加压过程中上冲压力与粉体接触时间的曲线下面积，主要与该物质的不可逆形变有关；S_{unload} 为解压过程中上冲压力与粉体接触时间的曲线下面积，反映了物质成形后弹性复原。

二、辅料的压缩行为分类

由于压缩过程的复杂性，且中药制剂原料的化学组成又非常复杂。因此，在缺乏中药制剂原料的压缩行为基本理论的情况下，我们拟通过选取化学组成相对简单、可压性能良好的直接压片辅料作为研究中药制剂原料压缩特性的参照物，通过测定参照物的压缩特性和形变特征，获得不同形变机制下参照物的压缩成形性参数的区间，称为压缩标准区间，将中药制剂原料的压缩成型性参数与之进行类比，从而研究中药制剂原料的压缩行为。

首先，测定直压辅料的压缩性和成形性参数并进行分类，见图 5-10。纤维素类和复合纤维素类物质质地柔软疏松，多呈现良好的塑性形变和成型性；氯化钾和多元醇中度柔软，具有中等的塑性形变，成型性适中，可以满足直接压片要求；乳糖类物质有适中的硬度，以粒子破碎为主，成型性略差；淀粉类物质则既表现出一定的塑性形变行为，也表现出较高的弹性复原能力，成型性较差；无机盐类物质较硬，压缩过程中同样以粒子破碎为主，成型性差。

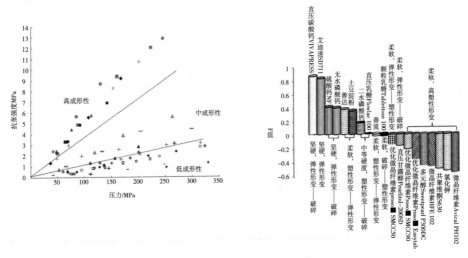

图 5-10   直压辅料的压缩成形性分类[19]

然后，结合不同种类形变物质对应的压缩参数，按照图 5-10 的分类找到不同形变物质的压缩参数区间，作为用于研究中药制剂原料粉体的压缩形变行为的参照依据[18]，即压缩标准区间，见表 5-3、图 5-12。

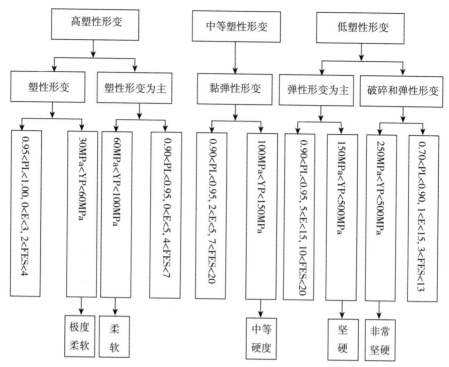

图 5-11　压缩标准区间的分类

表 5-3　描述制剂原料粉体的物理属性和形变行为的区间

	压缩行为	ρ_{true}(g·cm^{-3})	Cp(%)	D_{50}(μm^{-1})	Pl(%)	Esp(J·g^{-3})	YP(MPa^{-1})	FES(%)	E(%)
	完全塑性形变	1.11	37	30	0.95~1.00	19~26	<39	2~4	0~3
	塑性形变为主	1.5~1.6	21~28	56~122	0.90~0.95	10~43	60~80	4~7	3~6
部分塑性形变	塑性形变结合弹性形变	1.5~1.6	21~26	42~93	0.90~0.95	17~35# / 35~50*	80~100	7~11# / 11~20*	2~5
	塑性形变结合脆性形变	1.5~2.0	10~18	79~220	0.85~0.95	8~25	100~150	3~8	0~7
少量塑性形变	以弹性形变为主	1.6	34	43		0~56	100~250	10~20	5~15
	脆性形变结合弹性形变	2.3~2.8	15~21	158~444	0.70~0.90	<10# / 10~20*	250~500	<7# / 7~13*	<5# / 5~15*

注：#代表 P<176MPa，*代表 P>176MPa。

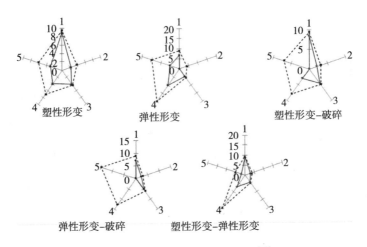

图 5 – 12　压缩标准属性分布图[19]

三、应用类比法研究中药制剂原料的压缩行为

将中药制剂原料的压缩行为与参照物的标准区间对比，可对中药制剂原料的压缩行为进行描述，表现根据中药制剂原料的压缩成型性参数分析结果，确定影响片剂质量的主要因素，并针对这些因素优选辅料、优化处方，达到指导中药片剂的处方设计的目的。

通过中药制剂原料的压缩参数与直压辅料的压缩标准区间比较发现，白芍提取物的压缩参数在弹性形变参数区间范围；益母草提取物的各参数在中等塑性形变区域内，但无法区分出是中等塑性形变区中的弹性或是脆性区间。压缩参数在低压时多属于塑形 – 脆性区间，当压力大于 10kN 时属于塑形 – 弹性区间，车前草提取物的压缩参数均在中等塑形形变区的塑形 – 脆性区间；丹参提取物和甘草提取物处于中等塑性形变区的塑形 – 弹性区间内；薏苡仁提取物在不同压力阶段表现出了不同的形变变化，压强小于 100MPa 时，压缩参数处于高塑性形变区间，而大于 100MPa 时，压缩参数属于中等塑性形变区间；巴戟天提取物粉末质地偏软，但其参数属于中等塑形形变区的塑形 – 弹性区间，结果见图 5 – 13。

益母草提取物粉末的物理属性与交联羧甲基纤维素钠相似，但是益母草提取物粉末的压强 – 抗张强度变化率远不如纤维素类物质，反而与氯化钾和喷雾乳糖相似，成型性适中。

薏苡仁提取物粉末在压缩过程中呈现良好的塑性形变，其物理属性与淀粉类化合物相似，容易软化并产生较大的流动性接触面，发生塑性形变并形成固体桥。其塑性常数和弹性松弛在糖醇类物质区间内，是塑性形变为主兼

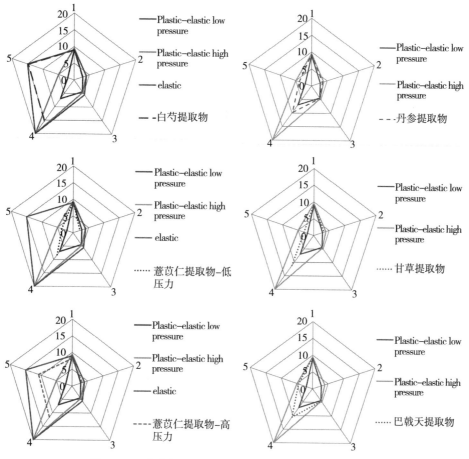

图 5 - 13 中药制剂原料的压缩参数和压缩标准区间对比

具一定弹性形变物质。

白芍提取物粉末孔隙率较小，含水量低、流动性差，在压缩过程中主要表现为低塑性、高弹性，其抗张强度随压力升高、接近水平。粉体内复杂的化学成分可能是导致粉体间产生结合能量致使弹性形变增高的原因。白芍提取物粉末的塑性常数、弹性松弛在淀粉类物质区间内，表明是一种具有高屈服强度的弹性形变物质。

车前草水提取物粉末在压缩初始阶段完成粉体移动和重排后，随后主要是通过粒子破碎和流动完成剩余孔隙的填充，随着压强继续升高发生破碎和变形，产生致密硬化，抗张强度与硫酸钙和磷酸氢钙相近，成型性略差。其塑性常数、弹性松弛和平均屈服应力类似于高脆性的无机盐类物质，也表明车前草提取物粉末是以粒子的破碎和塑性形变导致致密硬化。

巴戟天提取物粉末的屈服应力、弹性松弛、塑性常数在多元醇和乳糖的压缩标准区间内，有着良好的塑性形变行为和适宜的成型性，但压缩机制并不是通过粒子破碎完成，可能主要是通过粒子的变形软化和熔化固结完成，见图 5 - 14，图 5 - 15。

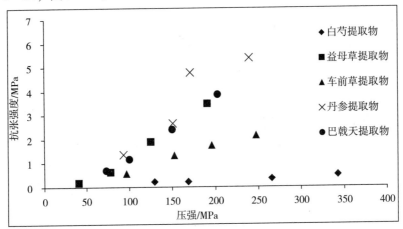

图 5 - 14　中药制剂原料的压强 - 抗张强度曲线

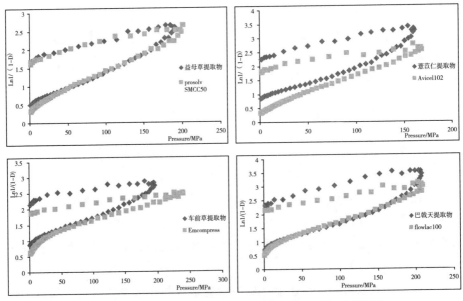

图 5 - 15　中药制剂原料与常用直压辅料的 Heckle 曲线对比

甘草提取物粉末在压缩过程中体积减小行为非常明显，较高的塑性常数和非常低的弹性系数表明该物质消耗更多能量于塑性形变，随着压力增加，粉体发生移位和塑性变形,从而快速填充内部孔隙,并具有较高的黏性。因此,其成型性处于多元醇和纤维素类物质之间的过渡区。

虽然粉体的物理属性真密度、压缩比与压缩性存在相关关系[18],但不同压缩形变机制的粉体却具有相似的物理属性。因此,仅仅通过测定中药制剂原料粉体的物理属性预测其压缩行为还存在很大难度,但将制剂原料压缩成型参数与参照物的压缩标准区间对比,可以帮助我们分析研究中药制剂原料的压缩行为,确定影响其压缩成型性的主要因素,预测片剂处方,采用适宜的辅料纠正其不良性质,提高其成型性,最终达到指导片剂处方设计的目的。

参 考 文 献

[1] Fell J. T., Newton J. M. Determination of Tablet Strength by the Diametral – Compression Test [J]. J Pharm Sci, 1970, 59: 688 – 691.

[2] 林钧柱, 张汝华, 王洪光, 等. 粉体的可压性研究 1. 药物粉末的下冲功和弹性恢复率的测定 [J]. 沈阳药学院学报, 1985, 2 (3): 185 – 189.

[3] 林钧柱, 张汝华, 王洪光, 等. 粉体的可压性研究 2. 药物粉末的残余冲模壁压力和应力缓和期间的黏弹性斜率测定 [J]. 沈阳药学院学报, 1985, 2 (4): 259 – 263.

[4] Antonyuk S, Heinrich S, Tomas J. Energy absorption during compression and impact of dry elastic – plastic spherical granules [J]. Granul Matter. 2010, 12: 15 – 47.

[5] ILIĆ I, KÁSA P, DREU R. The compressibility and compactability of different types of lactose [J]. Drug Dev Ind Pharm, 2009, 35: 1271 – 1280.

[6] Patel S, Kaushal A M, Bansal A K. Effect of Particle Size and Compression Force on Compaction Behavior and Derived Mathematical Parameters of Compressibility [J]. Pharmaceut Res, 2007, 24: 111 – 124.

[7] Hassanpour A, Ghadiri M. Distinct element analysis and experimental evaluation of the Heckel analysis of bulk powder compression [J]. Powder Technol, 2004, 141: 251 – 261.

[8] Yap S F, Adams M J, Seville J P K, et al. Single and bulk compression of pharmaceutical excipients: evaluation of mechanical properties [J]. Powder Technol, 2008, 185: 1 – 10.

[9] Wu C Y, Seville J P K. A comparative study of compaction properties of binary and bilayer tablets [J]. Powder Technol, 2009, 189: 285 – 294.

[10] Heckel R. W. Density – pressure relationship in powder compaction [J]. Trans Metal Soc AIME, 1961, 221: 671 – 675.

[11] Heckel R W. Density – pressure relationship in powder compaction [J]. Trans Metal Soc. AIME, 1961, 221: 1001 – 1008.

[12] Walker E E. The properties of powders Ⅵ: the compressibility of powders [J]. Trans Faraday Soc, 1923, 19: 73 – 82.

[13] Celik M, Marshall K. Use of a compaction simulator system in tabletting research. Part 1. Introduction to and initial experiments with the system [J]. Drug Dev Ind Pharm, 1989, 15: 759 – 800.

[14] C. J. de Bleay, J. Polderman, Compression of Pharmaceuticals Ⅰ: The quantitative interpretation of force – displacement curves [J]. Pharm Weekbl, 1970, 105: 241 – 250.

[15] Fuhrer C, Parmentier W. Zur Thermodinamik der Tablettierung [J]. Acta Pharm Technol, 1977, 23: 205 – 213.

[16] Armstrong N A, Haines – Nutt R F. Elastic recovery and surface area changes in compacted powder systems [J]. Powder Technol, 1972, 9: 287 – 290.

[17] Emschermann B, Müller F. Auswertung der Kraftmessung beim Tablettieren [J]. Pharm Ind, 1981, 43: 191 – 194.

[18] Li X H, Zhao L J, Ruan K P, et al. The application of factor analysis to evaluate deforming behaviors of directly compressed powders [J]. Powder Technology. 2013, 247: 47 – 54.

第六章　中药丸剂制丸技术

第一节　概　述

丸剂（pills）系指饮片细粉或提取物加适宜的黏合剂或其他辅料制成的球形或类球形制剂，分为蜜丸、水丸、糊丸、蜡丸和浓缩丸等类型。

中药丸剂有以润湿状态（蜜丸）存在，也有以干燥状态（水丸、水蜜丸、糊丸、蜡丸、浓缩丸）存在。丸剂几乎可以容纳所有不同性质的制剂原料，如胶类、矿石类、油脂类等。丸剂的黏合剂种类繁多，可根据不同情况选择不同的黏合剂来满足不同原料制备丸剂的要求。

一、中药丸剂的起源和发展

我国最早的丸剂见于《黄帝内经·素问》第四十腹中论篇，治血枯"以四乌鲗骨一藘茹二物并合之，丸以雀卵，大如小豆，以五丸为后饭，饮以鲍鱼汁"。对丸剂的名称、原料、黏合剂、加工方法、规格、剂量和服用方法均有描述，可被视为我国最早的丸剂记载。

我国最早关于丸剂的理论见于汉末的《神农本草经》，卷一序例中指出"药性有宜丸者、宜散者、宜水煮者、宜酒渍者、宜膏煎者，亦有一物兼宜者，亦有不可入汤酒者，并随药性，不得违越"。寥寥数笔，充分论述了药物与剂型的关系。由此可见，制剂在汉代已经受到重视，丸剂在汉代也成为一种独立的剂型。汉代张仲景灵活运用了"药性有宜丸者"的原则，提出了蜂蜜和淀粉糊这两种最常用的黏合剂，以克服和弥补天然药性的不足，为后来丸剂的发展奠定了基础。晋代陶弘景在原有基础上提出"疾有宜服丸者、服散者、服汤者、服酒者、服膏者，亦兼用所病之源，以为某制耳"。由此，丸剂作为剂型存在有"药性"宜丸者，以及"疾"有宜服丸者两个充分依据。

唐代出现了适宜毒性药物的蜡丸。苦酒（醋）、药汁也被用作黏合剂制丸，特别是出现了"煎丸"，即先将药物用酒或水煎，滤过去渣，滤液浓缩成膏状，然后将不适于加热的药物如丁香、沉香、薄荷之类，研为细末，共同混合搓捻为丸，类似于现今的"浓缩丸"，在当时制剂学术水平上可谓创举。

宋代《圣济总录》曰："丸者取其收摄，而其治在下，腹中之病及不可服散者，宜用丸也。"李东垣《用药法象》曰："汤者荡也，去大病用之，散者散也，去急病用之，圆者缓也，不能速去之，其用药之舒缓而治之之意也。"又"去下部之疾，其丸极大，且光而圆，治中焦者次之，治上焦者极小。"《苏沈内翰良方》曰："欲速用汤，稍缓用散，甚缓者用丸"。这些概括性的论点对丸剂的应用范围及其机理作了阐述。此外，宋代的丸剂除了蜜丸、蜡丸和药汁丸等以外，还创造了"糊丸"和"水丸"两种重要的丸剂剂型。宋《太平惠民和剂局方》记载的 788 个方剂中，丸剂占总数的 36%。

金元时期创造了丸剂包衣技术，明清时期在丸剂的包衣基础上拓宽了"朱砂为衣"的范畴，发展和推广了更多类型的丸衣，如《本草纲目》所收载的"雄黄为衣""螺青为衣""青黛为衣""百草霜为衣"等。清代又发明了以川蜡为包衣材料的肠溶衣丸剂，以蜡壳为包装材料的"蜡壳丸剂"在这一时期也开始应用[1,2]。

丸剂在中药成方制剂中比例较大，《中国药典》2015 年版一部中，丸剂占成方制剂总数的 25.2%。近年来，随着新工艺、新设备的应用，丸剂在继承传统工艺的基础上有了进一步的发展，塑制法制丸机制丸、筛选、干燥、灭菌等生产线的应用，使丸剂在生产效率、产品质量可控性等方面得到了较大的提升。中药浓缩丸、微粒丸等由于其服用量小、外形美观、疗效确切等优点，很快在临床上得以广泛应用。

二、中药丸剂的特点

（一）中药丸剂临床应用的特点

1. 缓慢释放，作用持久

中医整体调节人体机能是其优势特色，集中表现在：一是治未病（调整机体亚健康状态达到预防疾病的目的）；二是治疗慢性病、疑难症；三是久病体弱后期机能恢复。上述优势特色的发挥，需要能缓和释放药物、作用持久的剂型。与中药散剂、颗粒剂、胶囊剂等相比，丸剂中的水丸、蜜丸、糊丸等内服后在胃肠道中溶散缓慢，逐渐释放药物，吸收显效迟缓，作用持久；毒、剧、刺激性药物制成蜡丸后，药物缓慢释放，从而降低毒性和不良反应。正如李东垣所说："丸者缓也，不能速去病，舒缓而治之也。"

2. 起效迅速，可用于急救

微粒丸是中药丸剂中一类非常有特色的剂型，系指饮片或部分饮片提取浓缩后，与适宜的辅料或其余饮片细粉，以水或其他黏合剂制成的丸重小于35mg的丸剂。微粒丸具有"精、细、小、快"的特点：制法精，制备工艺繁复；多为名贵中药，俗称细料药；丸径小，一般小于3.5mm；见效快，有效成分溶出较快，可迅速缓解症状，如牙痛一粒丸、六神丸、麝香保心丸等都属于中药微粒丸。

（二）中药丸剂的剂型优势

1. 可载各种形态的制剂原料

丸剂能容纳固体、半固体和液体药物等形态的制剂原料。可采用挤出搓圆或滚圆塑制法一次成型，也可采用泛制法分层制备。某些易挥发的芳香性药物或有特殊不良气味的药物，可将其置于丸剂内层，减缓其挥发或降低刺激性，还可利用包衣来掩盖药物的不良气味、调节丸剂的溶散时限及药物的释放。

2. 可选择多种亚剂型

丸剂可分为蜜丸、水蜜丸、水丸、糊丸、蜡丸、浓缩、微粒丸等；根据制法可分为泛制法和塑制法。泛制法系指制剂原料粉末与黏合剂交替润湿、撒布、黏合而逐渐增大的一种制丸方法。主要用于水丸、水蜜丸、浓缩丸和微粒丸的制备。塑制法系指制剂原料粉末加适宜的黏合剂，混合均匀后制成软硬适宜、可塑性较好的丸块，再依次制丸条、分粒、搓圆而成丸粒的一种制丸方法。主要用于水蜜丸、蜜丸、糊丸、蜡丸、浓缩丸的制备。各种亚剂型在临床治疗中可发挥各自的剂型特点。

3. 兼具"缓""急"的释药特点

中药饮片粉末直接入药的丸剂中包含完整的植物细胞，细胞外层为坚韧的纤维素组成的细胞壁及双磷脂结构的细胞膜，大多数有效成分存在于细胞内部。服用丸剂后，细胞吸水充分溶胀，有效成分溶解后扩散通过细胞膜和细胞壁后进入体液，其溶出是一个溶胀－溶解－扩散的过程，形成了中药丸剂缓释特点的结构基础；中药复杂的有效成分中，酯类、皂苷类、黄酮类、蒽醌类、香豆素类、木脂素类、萜类、大分子有机酸、蛋白类、挥发性成分等本身在水中的溶解度较低，其他成分如果胶、黏液质、树脂类、脂肪油脂类等都具有阻滞剂的作用，或增加黏性，或增加疏水性，减缓成分的扩散；丸剂中大量复杂成分的低溶解度、低溶出速度，以及类似阻滞剂成分的存在，成为了丸剂缓释特点的物质基础。

一般将一些药效作用较强、给药剂量较小、起效时间较短的中药制剂原料制成微粒丸，与其他种类的丸剂相比，微粒丸丸径较小，比表面积较大，且多采用水、酒、醋、稀药汁等黏性较小的黏合剂泛制法成型，微粒丸服用方便，进入体内崩解速度快，起效迅速，有些直接用于舌下含服，达到速效的作用。

第二节 中药丸剂辅料的物理属性及其影响

丸剂制备时所用的黏合剂（润湿剂）主要有水、炼蜜、酒、醋、药汁等，主要起到黏合制剂原料粉末的作用，有些还能够增加主药中某些成分的溶解度，有些黏合剂其本身就具有一定的生理活性。因此，黏合剂的选择尤为重要，既有利于丸剂成型、保证丸剂质量，又有助于提高疗效。

一、炼蜜

炼蜜（refining honey）是将蜂蜜经过一定的操作后得到的加工品。蜂蜜中主要成分为果糖和葡萄糖，另含有少量蔗糖、有机酸、挥发油、维生素（B_1、B_2、B_6、A、D、E、K、H 等）、酶类（淀粉酶、转化酶、过氧化酶、脂酶等）、乙酰胆碱、无机盐（钙、磷、铁、镁、硫、钾、钠、碘）等成分。蜂蜜既能补中益气，又可缓急止痛；既能滋润补虚，又能止咳润肠，还能起到解毒、缓和药性、矫味矫臭等作用。炼蜜作为中药辅料，广泛应用于中药饮片的炮制，丸剂中蜜丸、水蜜丸等的制备，锭剂及煎膏剂（膏滋）的制备，在制剂学上主要发挥黏合剂的作用。

炼蜜的制备均由中药饮片加工企业、中药制剂生产企业按照自身产品的需求自行购买蜂蜜后进行加工炮制，尚无统一的炮制工艺及质量标准。目前广泛使用的炼蜜炮制加工方法可分为减压加热法和常压加热法两类，主要目的是为降低蜂蜜的含水量以增加黏性，灭活酶类以减少对药物产生的影响。减压加热法采用减压浓缩罐进行炼蜜，加热温度一般为 60～80℃，压力约为 -0.1MPa，炼制温度低，对蜂蜜中化学成分影响较小。常压加热法采用蒸汽夹层敞口容器进行炼制，加热温度为 100～120℃，温度高，炼制速度较快，但由于温度较高，对蜂蜜中化学成分产生一定的影响，5 - 羟甲基糠醛（5 - Hydroxy methyl furfuraL，5 - HMF）含量升高，酶类被灭活。蜜源和炼制工艺是影响炼蜜质量的两个主要因素。

（一）蜜源选择

蜜源是指蜜蜂采蜜时花的种类。蜜源的选择是为了保证蜜丸的质量，使制成的蜜丸柔软滋润、丸粒表面光滑、贮存期内不易变质。《中国药典》2015年版蜂蜜项下规定：蜂蜜为蜜蜂科昆虫中华蜜蜂 *Apis cerana* Fabricius 或意大利蜂 *Apis mellifera* Linnaeus 所酿的蜜，春至秋季采收，滤过。我国幅员辽阔，植物繁多，由于蜜源不同，蜂蜜的外观形态和各种成分含量也不相同，一般来说，白荆条花、刺槐花、荔枝花、椴树花粉酿的蜜质量上乘，梨花、芝麻花蜜质量虽好，但产量不多；苜蓿花、枣花、油菜花等蜜次之，杂花蜜更次，列为三等蜜，荞麦花蜜则最次，一般列为等外品。地域差异也会影响蜂蜜的质量，北方产蜜一般含水分较少，南方产蜜含水分较多。用于制备蜜丸的蜂蜜应选择半透明、带光泽、浓稠、乳白色或淡黄色液体，有香气，味道甜而不酸、不涩，清洁而无杂质的一等或二等蜂蜜。值得注意的是，个别地区的蜜源是由乌头、曼陀罗、雪上一支蒿等有毒植物的花粉所酿，其汁稀而色深，味苦麻而涩，具有毒性，不得用于制丸。对于蜂蜜的质量标准，《中国药典》2015年版蜂蜜项下规定：蜂蜜25℃时相对密度应在 1.349 以上，水分不得过24%，不含有淀粉、糊精和寡糖，5 – 羟甲基糠醛含量不得过 0.004%，蔗糖和麦芽糖分别不得过 5.0%，含果糖和葡萄糖的总量不得少于 60.0%，果糖与葡萄糖含量比值不得小于 1.0。

（二）蜂蜜的炼制

1. 炼蜜规格

炼蜜规格是指炼蜜的表观物理性状，目前仍沿袭传统的嫩蜜、中蜜和老蜜三个规格的分类。通常根据直火加热炼蜜时的温度、炼蜜的含水量、相对密度，以及炼制过程中气泡的状态等指标来判别炼蜜的规格[3]，判别方法繁杂，没有统一的判别指标。

水分含量、相对密度和黏度是表征炼蜜物理性状的主要参数，其参数值随着炼蜜过程的进行而发生改变，炼蜜水分含量越低，黏度和相对密度越高。从黏合剂角度来看，不同炼蜜规格的划分是对不同黏性范围炼蜜的区别，黏度值是表征炼蜜规格最为直接的参数。对同一蜜源的蜂蜜分别采用常压和减压加热工艺进行炼制，将不同时间点采集样品的水分含量（%）、相对密度和黏度（Pa·s）分别作线性回归分析，结果见图 6 – 1、6 – 2、6 – 3。结果表明，同一批蜂蜜在采用常压和减压加热工艺炼制过程中，炼蜜的水分含量、相对密度、黏度之间具有很好的线性相关关系，因此采用其中一个参数就能够表征炼蜜的物理性状。

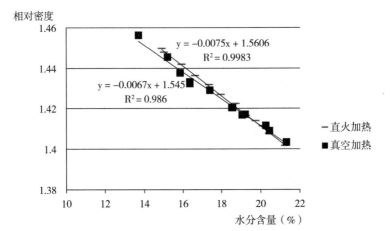

图 6 - 1　炼蜜中水分含量和相对密度的相关关系

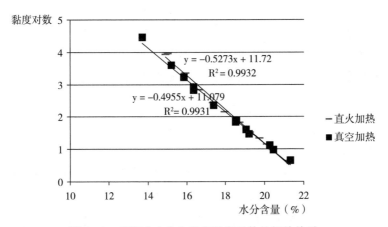

图 6 - 2　炼蜜中水分含量和黏度对数的相关关系

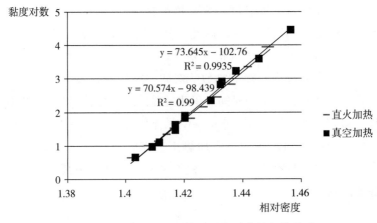

图 6 - 3　炼蜜中相对密度和黏度对数的相关关系

炼蜜的相对密度和黏度是温度的函数，其值会随温度的变化而相应改变，水分含量则是一个固定的值，因此可以采用控制和检测炼蜜水分含量来表征炼蜜的规格。炼蜜规格定义如下：

嫩蜜：将蜂蜜除去部分水分，使水分含量为18%~20%的炮制加工品。

中蜜：将蜂蜜除去部分水分，使水分含量为16%~18%的炮制加工品。

老蜜：将蜂蜜除去部分水分，使水分含量为低于16%的炮制加工品。

2. 炼蜜工艺及其对炼蜜质量的影响

（1）常用炼蜜工艺

炼蜜工艺有直火加热炼制法、水蒸气加热夹层锅炼制法和减压加热炼制法。传统方法为直火加热炼制法，需加热蜂蜜至100~120℃，属高温炼制法，炼制程度需要靠经验观察炼蜜的性状，主观性强，炼蜜程度不易掌握，已极少应用。目前中药企业炼蜜工艺主要采用水蒸气夹层锅和真空浓缩装置的减压加热法，水蒸气夹层锅将蜂蜜加热至100℃以上，能较准确地控制炼蜜的温度，保证加热温度的均匀性，炼制时间较短，方法易掌握；减压加热炼制法炼蜜温度一般控制在60~80℃，炼蜜温度较低、效率高，炼蜜色泽变化不大，炼蜜规格易于控制。

（2）炼蜜工艺对炼蜜质量的影响

蜂蜜的主要成分是果糖和葡萄糖，占蜂蜜重量的60.0%以上[4]，可能含5-HMF，其是蜂蜜在长期存放和加工过程中由单糖化合物脱水产生的醛类化合物，有一定的毒性，可引起动物横纹肌麻痹、内脏的损害[5]及结肠小囊的异常生长[6]，国家标准中对其进行了限量要求[4]。

不同炼蜜工艺对炼蜜质量的影响，主要体现在加热温度与时间对炼蜜中还原糖和5-HMF含量的影响，对蜂蜜中果糖、葡萄糖和5-HMF含量随温度和时间变化的趋势进行分析，果糖含量变化结果见图6-4、图6-5，葡萄糖含量变化结果见图6-6、图6-7，5-HMF含量变化结果见图6-8、图6-9[7]。

随加热温度的升高、加热时间的延长，炼蜜中果糖和葡萄糖含量降低，5-HMF含量增加。果糖、葡萄糖含量等时曲线斜率变化明显大于等温曲线的斜率变化，说明炼蜜中果糖和葡萄糖对温度变化较敏感，温度升高，含量呈下降趋势，且果糖含量降低值明显高于葡萄糖，说明果糖更容易受温度影响，加热温度低于80℃时，果糖、葡萄糖含量变化不明显。5-HMF含量等温曲线斜率随温度升高而增大，但斜率变化不明显，含量等时曲线的斜率在高于80℃后显著增大，但温度低于80℃时放置12小时内，5-HMF含量均低于40μg/g，因此，温度是影响蜂蜜中还原糖和5-HMF含量的主要因素，时间是次要影响因素。

加热温度低于80℃时，炼蜜中还原糖和5-HMF的稳定性较好。

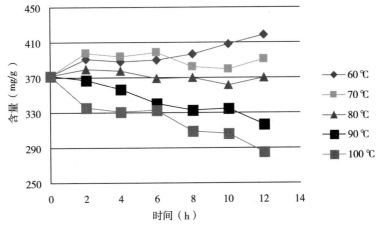

图6-4　果糖含量等温变化曲线

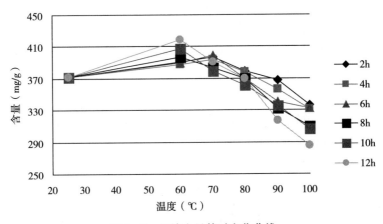

图6-5　果糖含量等时变化曲线

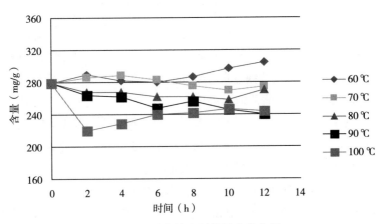

图6-6　葡萄糖含量等温变化曲线

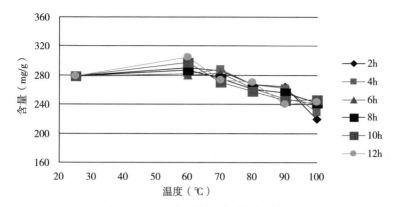

图 6-7 葡萄糖含量等时变化曲线

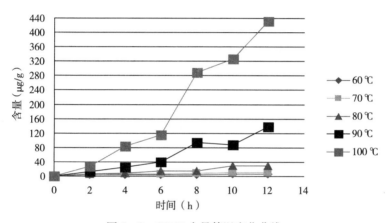

图 6-8 5HMF含量等温变化曲线

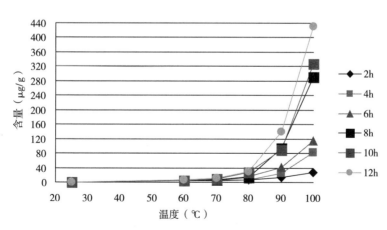

图 6-9 5-HMF含量等时变化曲线

对直火加热法和减压加热法制备不同规格炼蜜中水分含量、酸度值、淀粉酶值、还原糖和 5 - HMF 含量进行测定和比较，结果见表 6 - 1、6 - 2。炼蜜温度是影响炼蜜质量的主要原因，直火加热温度高于 100℃，炼蜜中淀粉酶失活，5 - HMF 含量急剧升高，而减压加热法制备的炼蜜样品中各测定成分的含量没有显著变化。

直火加热法：取适量蜂蜜于烧杯中，采用直火加热的方式炼制，加热温度为 100 ~ 110℃，每隔 2 分钟取出适量样品，制备 11 个炼蜜样品，依次编号为 ZH - 0、ZH - 2……ZH - 11。

减压加热法：分别称取 12 份等量的蜂蜜样品（每份约 150g），置于真空干燥箱中，在 60℃、- 0.1MPa 条件下进行炼制。每隔 5 分钟取出一份样品，直至 12 份样品全部取出为止，依次编号为 ZK - 0、ZK - 2……ZK - 11。

表 6 - 1　直火加热法对炼蜜质量的影响

样品序号	含水量（%）	酸度值（mL/kg）	淀粉酶值 [mL/（g·h）]	果糖含量（mg/g）	葡萄糖含量（mg/g）	5 - HMF 含量（μg/g）
ZH - 0	21.26	9.33	11.0	432.73	261.15	2.60
ZH - 1	20.41	10.96	0	436.17	262.48	3.47
ZH - 2	20.12	10.35	0	441.82	264.57	4.80
ZH - 3	19.72	11.47	0	445.39	268.41	5.71
ZH - 4	19.23	11.19	0	454.90	274.36	7.45
ZH - 5	18.72	11.21	0	452.96	272.88	8.97
ZH - 6	17.94	11.00	0	455.95	278.90	11.35
ZH - 7	17.36	10.72	0	457.74	280.60	12.73
ZH - 8	16.63	10.48	0	449.81	279.69	16.03
ZH - 9	15.93	10.40	0	462.15	289.73	19.07
ZH - 10	14.92	11.77	0	466.10	288.69	21.67
ZH - 11	15.05	11.96	0	450.45	281.60	36.25

表 6 - 2　减压加热法对炼蜜质量的影响

样品序号	含水量（%）	酸度值（mL/kg）	淀粉酶值 [mL/（g·h）]	果糖含量（mg/g）	葡萄糖含量（mg/g）	5 - HMF 含量（μg/g）
ZK - 0	21.26	9.33	11.0	429.80	265.48	0.72

续表

样品序号	含水量（%）	酸度值（mL/kg）	淀粉酶值 [mL/(g·h)]	果糖含量（mg/g）	葡萄糖含量（mg/g）	5-HMF含量（μg/g）
ZK-1	20.45	9.98	12.3	434.15	263.70	0.73
ZK-2	20.24	10.45	11.2	441.52	268.34	0.73
ZK-3	18.55	10.85	9.5	441.86	267.66	0.71
ZK-4	19.21	11.29	9.6	443.94	268.58	0.70
ZK-5	19.03	12.80	9.8	451.92	273.42	1.80
ZK-6	18.51	12.22	9.9	447.44	271.62	0.95
ZK-7	17.40	10.44	10.8	451.01	270.14	0.86
ZK-8	16.36	10.90	11.0	462.12	278.50	1.09
ZK-9	16.37	10.30	10.9	458.13	277.78	1.14
ZK-10	15.85	10.46	11.0	464.72	280.61	1.40
ZK-11	15.21	11.22	10.9	470.23	282.76	0.97

二、水

水（water）无防腐性，制丸用水必须是新鲜和未被污染的，一般采用蒸馏水、冷沸水或离子交换纯水。水是丸剂中应用最广、最主要的黏合剂。水本身无黏性，但能使药材中某些成分如黏液质、胶类、糖、淀粉等润湿后产生黏性，成丸后经过干燥即可除去水分，既不增加处方成分和重量，又易于丸剂溶散。因此，凡临床治疗上无特殊要求，处方中未明确规定黏合剂的种类，药物遇水不变质、不溶解，制剂原料粉末本身具有一定黏性者，皆可选用水作黏合剂。

三、酒

酒（wine）性大热，味甘、辛。常用白酒与黄酒两种。酒具有活血通络、引药上行及降低药物寒性的作用，故舒筋活血类处方常以酒作黏合剂制丸。酒是一种润湿剂，不同种类的酒含有不同浓度的乙醇，能溶解制剂原料粉末中的树脂、油脂而增加制剂原料粉末的黏性，若用水为润湿剂致黏合力太强而制丸困难者常以酒代之。同时，酒也是一种良好的有机溶剂，有助于制剂原料粉末中生物碱、挥发油等溶出而提高药效。酒具有防腐作用，可减少药物霉变，且容易挥发，成丸后易于干燥。

四、醋

醋（vinegar）性温，味酸苦。常用米醋，含乙酸为 3% ~ 5%，具有引药入肝、理气止痛、行水消肿、解毒杀虫、矫味矫臭等作用。醋既能润湿药粉使黏合成丸，又能散瘀血、消肿痛，又有使药材中生物碱成分变成盐类的可能，从而有利于药材中碱性成分的溶出。

五、糊

糯米粉、黍米粉、面粉和神曲粉皆可用于制糊（paste），以糯米粉黏合力最强，面粉糊使用较为广泛，黏合力也较好，制糊方法有冲糊法、煮糊法和蒸糊法。

六、药汁

处方中某些药材不易粉碎，可制成药汁（concoction）作为黏合剂制丸，既可诱导其他药材的黏性而利于制丸，又可减少用药剂量。处方中富含纤维、质地坚硬、黏性大难以粉碎的药材、树脂类、浸膏类以及可溶性盐类、液体药物（如乳汁、牛胆汁等），可煎煮取汁或加水溶化后制丸，新鲜药材可捣碎压榨取汁或煎汁后制丸。

第三节　软材物理属性及丸剂成型性的表征

制剂中的软材（wet mass）是指制剂原料与辅料的混合物加润湿剂或黏合剂混合均匀后制成的软硬适当的制剂中间体。软材制备是丸剂制备的一个关键步骤，其物理属性直接影响着丸剂的成型与质量。软材的物理特性包括转矩流变性（torque rheological parameters）、可压缩性（compressibility）、保水性（moisture retention capacity）等，软材的转矩流变性、保水性等文献已有较为详细的描述，本节重点讨论与成型最为密切的软材的压缩物理属性和丸剂成型性的表征方法。

一、软材可压缩性的表征

物性测试仪（Texture Analyser, TA）是一种能够精确描述固体、半固体、流体物质受力后应力、时间、位移三个参数过程变化的仪器，可对样品的物性概念作出数据化的准确表达。其测量原理是通过探头以设定速度进行下压、穿透或拉伸样品，同时记录应力、时间和位移曲线，通过软件分析得到相应的参数来表征样品的机械特性。我们引入物性测试仪，通过测定经过挤出机后的挤出物（extrudate）的硬度、黏附性等物理属性，间接表征软材的物理属性。由于挤出搓圆法和挤出滚圆法所制备的挤出物，在内在质构上存在一定的差别，因此在表征时所采用的探头和压缩方式也稍有不同。

（一）挤出搓圆法软材可压缩性的表征

将丸条样品置于载物台上，探头通过上下移动对其进行压缩测试，如图 6 - 10。通过一次压缩过程完成对样品的测试，压缩过程包含下压和收回两个阶段，其运动轨迹是：探头从起始位置开始，先以测前速度压向测试样品，接触到样品的表面满足触发条件后，再以测试速度对样品压缩一定的距离，然后以测后速度返回到探头测前的位置，各测量参数见表 6 - 3。经压缩测试后，记录丸条所受到的压力随时间变化的曲线，根据丸条受压形变过程，将压缩曲线分为不同区段，计算相应的曲线下面积、力、距离，以此表征丸条的物理属性，曲线分析见图 6 - 11，丸条各物理属性参数见表 6 - 4。

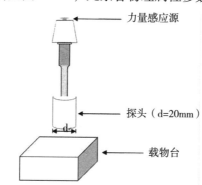

力量感应源

探头（d=20mm）

载物台

图 6 - 10　压缩测试仪器测试装置

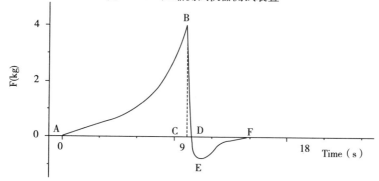

图 6 - 11　丸条压缩曲线分析示意图

表 6 – 3　丸条压缩测试参数

参数	参数值	参数	参数值
方法	一次压缩	探头	P20
模式	压缩百分比	形变	60%
测前速度	0.3mm/s	触发方式	自动
测试速度	0.3mm/s	触发力	5g
测后速度	0.3mm/s		

表 6 – 4　丸条物理属性参数

参数	物理意义
F_B	探头压缩样品到规定形变时的最大应力，方向为正，表征丸条的最大硬度
F_E	探头与样品分离需克服的最大力，方向为负，表征丸条的黏附性
S_{ABC}	探头压缩样品过程所产生的冲量，与探头测试速度的乘积即为探头所做的功
l_{AC}	探头下压样品到规定形变所需的时间，与探头速度的测试的乘积即为探头下压的距离
S_{BCD}	样品回复过程产生的冲量，与样品测后速度的乘积即为样品回复所做的功
l_{CD}	样品弹性回复的时间，与样品测后速度的乘积即为样品的回复距离
S_{DEF}	样品与探头分离所产生的冲量，与样品测后速度的乘积即为分离所做的功
F_r	$\lvert F_E \rvert / F_B$ 反映丸条黏硬度
A_r	S_{BCD} / S_{ABC} 反映丸条的回复性
T_r	L_{CD} / L_{AC} 反映丸条的弹性

（二）挤出滚圆法软材可压缩性的表征

采用 AB/E 探头，利用质构解析法（texture profile analysis，TPA）程序对样品进行压缩，挤压装置如图 6 - 12。其通过两次穿冲（Bite）完成对样品的测试，每次穿冲过程均包含下压（Compression）和收回（Withdrawal）两个阶段，探头运动轨迹是：探头从起始位置开始，先以一速率压向测试样品，接触到样品的表面后再以测试速率对样品进行压缩一定的距离，而后返回到压缩的触发点，停留一段时间后继续向下压缩同样的距

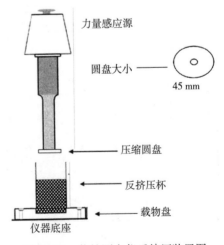

力量感应源

圆盘大小 —— 45 mm

压缩圆盘

反挤压杯

载物盘

仪器底座

图 6 - 12　物性测定仪反挤压装置图

离，而后以测后速率返回到探头测前的位置，此过程力随时间的曲线见图 6 -
13，采用 TPA 程序对其曲线进行分析计算得软材的硬度、黏附性等物理参数，各参数的物理意义见表 6-5。

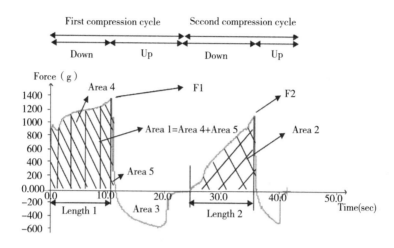

图 6-13　反挤压探头 AB/E 质构测试曲线

表 6-5　质构曲线中各参数意义

参数	计算公式	定义
硬度	F1	第一次压缩时的最大峰值
黏附性	Area3	第一次压缩曲线达到力量零点时，到第二次压缩曲线开始之间的曲线的负面积
弹性	Length2/Length1	第二次压缩中所检测到的样品恢复高度和第一次的压缩变形量之比值
内聚性	Area2/Area1	两次压缩所做正功之比
咀嚼性	硬度×内聚性×弹性	用硬度、内聚性和弹性三者乘积来表示
回复性	Area5/Area4	第一次压缩循环过程中返回时样品所释放的弹性性能与压缩探头的耗能之比

以常用辅料、中药提取物制备了不同性质的挤出物作为研究对象，对测定方法进行了精密度、重复性、稳定性等方法学考察。结果表明，用物性测试仪对挤出物的硬度、黏附性、弹性、内聚性、咀嚼性和回复性等物理属性进行测试，具有较好的精密度、准确性和灵敏度，能够比较全面、准确表征软材的性质[8]。

二、丸剂成型性的表征

中药丸剂质量评价包括外观性状评价、软硬度评价、重量差异、装量差异、含水量、溶散时限、微生物限度、有效成分含量测定等。其中丸剂的成品率、外观性状（光滑度和圆整度）、丸重差异、软硬度与丸剂成型密切相关，也是优化制剂处方和优选工艺参数的重要评判依据。因此，本节着重介绍成品率、圆整度、软硬度的表征方法。

（一）成品率

丸剂的生产过程中，成品率（Yield）是评价制备工艺和制丸效率的重要参数，丸剂的成品率以式 6-1 表示：

$$I = \frac{N}{M} \times 100\% \qquad\qquad (式6-1)$$

式中，I 是成品率（%）；N 是符合质量标准要求的丸粒重量（g）；M 是投入物料重量（g）。

在挤出搓圆或挤出滚圆等塑制法制丸工艺中，成品率以式 6-2 表示：

$$I_1 = \frac{N}{M} \times 100\% \qquad\qquad (式6-2)$$

式中，I_1 是一次成品率（%）；N 是塑制法一次成型后得到合格丸粒重量（g）；M 是投入物料重量（g）。

在离心造粒、糖衣锅等泛制法制丸工艺中，丸重是依靠不同孔径的筛网筛分丸粒来控制的，由于最终的成品是经过多次筛分获得的，因此成品率表示为：

$$I = I_1 + I_2 + I_3 + \cdots\cdots + I_n = \frac{N_1 + N_2 + N_3 + \cdots\cdots + N_n}{M} \times 100\%$$

$$(式6-3)$$

（二）圆整度

丸剂外观需色泽一致，表面光滑、圆整，这是丸剂最基本的属性，也是丸剂成型需达到的基本要求。圆整度（Roundness）是丸剂最重要的特征，它反映了丸剂的成型性或成球性，特别对于一些需要包衣的丸剂，圆整度会影响衣膜在丸粒表面的沉积和形成，影响包衣质量，进而影响膜控丸剂的释药特性。测定丸剂的休止角，即通过丸剂流动性可以间接反映丸剂的圆整度，但影响其测定结果的因素较多，如丸剂与测试平面的摩擦力，丸粒间相互挤压、碰撞的作用力等，都会对丸剂休止角的测定产生影响。为获得客观评价结果，可以引入视觉成像设备及计算机软件用于评价丸剂的外观性状。

1. 计算机辅助成像分析法

采用计算机辅助成像分析法评价丸剂的圆整度，是通过计算机辅助成像系统获得丸粒的二维投影影像，由软件自动测算出二维投影影像的一些几何学参数，通过所获得的几何学参数求算出丸粒的一些形状参数值，用以表征丸剂的圆整度。

2. 丸剂几何学参数的获取

将一定数量的丸剂置于适当放大倍数的显微镜下获得清晰的二维投影影像，采用软件自动测算出每个丸粒二维投影影像的投影面积（A）、投影的长度（I）、投影宽度（b）、最长直径（d_{max}）、最短直径（d_{min}）、平均半径（r_e）和外周长（P_m）。

形状参数的计算如下。

纵横比（aspect ratio，AR）：

$$AR = \frac{d_{max}}{d_{min}} \qquad （式6-4）$$

AR 值越接近 1，说明丸剂的圆整度越好。

二维投影的偏心率（eccentricity，e_n）：

$$e_n = \sqrt{1 - (\frac{b}{1})^2} \qquad （式6-5）$$

圆形的 $e_n = 0$，对于其他形状而言 $e_n \leq 1$。

表面粗糙度（surface roughness，Sr）：

$$Sr = \frac{P_c}{P_m} = \frac{2\pi r}{P_m} \qquad （式6-6）$$

P_c 与 P_m 分别为丸剂二维投影圆周长的理论值与实测值，当投影圆周表面光滑时，$Sr = 1$。

丸剂的几何外形与表面性质相结合的评价参数（e_R）

$$e_R = S_r - e_n = \frac{2\pi r}{fpm} \sqrt{I - (\frac{b}{I})^2} \qquad （式6-7）$$

式中，f 为消除由于投影的椭圆外形对 S，影响的矫正因子，$f = 1.008 - 0.231$ $(1 - \frac{b}{I})$。理论上，只有光滑的圆球体投影的 $e_R = 1$，其他情况下 $e_R \leq 1$，一般认为 $AR \leq 1.2$ 或（和）$0.6 \leq e_R \leq 1$ 是可接受的丸剂圆整度的范围。

（三）软硬度

中药丸剂与颗粒剂、片剂等固体制剂一样均需具有一定的硬度，以保证其在生产、储存、运输过程中保持剂型原有的形态；中药丸剂中的蜜丸，由于采用炼蜜作为赋形剂，服用时常需咀嚼后吞咽，因此还要有一定的塑性形变能力。因此，中药蜜丸的机械特性评价方法不同于颗粒剂、片剂等固体制剂。我们认为，可以引入物性测试仪来建立中药蜜丸机械特性的客观评价方法，并将称其为软硬度（Hardness and Softness）。

采用物性测试仪分别对片剂和大蜜丸两种剂型进行压缩试验，将片剂竖直放置于物性测定仪平台的中心位置，压缩距离为片剂直径的10％，记录压缩曲线，截取片剂硬度，即片剂破碎时的应力值和时间曲线，如图6-14所示。片剂被压缩时，应力大小随时间的延长（探头高度降低）呈近似线性的增加，直至片剂破碎后达到最大值（片剂的硬度），在此过程中探头对片剂压缩做功即为压缩曲线、片剂硬度值（F）和压缩时间（T）围成阴影的面积，近似于直角三角形的面积。

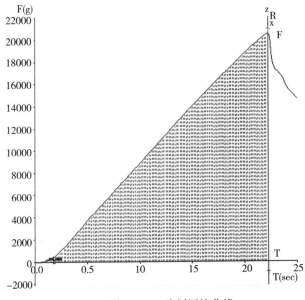

图6-14　片剂压缩曲线

将大蜜丸放置于相同位置，压缩距离为蜜丸直径的60％，记录压缩曲线，如图6-15。与片剂的压缩曲线相比，大蜜丸的压缩曲线并不呈线性增加，而是一条斜率逐渐增大的曲线，直至压缩比达到60％时产生最大硬度值，此过程中探头对大蜜丸的压缩功即为压缩曲线、最大硬度值和压缩时间围成阴影的面积。正是由于大蜜丸具有"柔软滋腻"的特性，被压缩过程中产生的塑性形变反映在压缩曲线上，则是一条斜率逐渐增大的曲线。

假设大蜜丸的机械特性与片剂一样，均只具有硬度而不发生塑性形变，

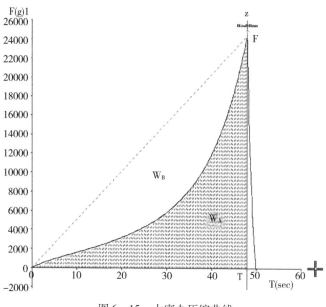

图 6-15   大蜜丸压缩曲线

那么在压缩过程中，将得到和片剂压缩过程一致的压缩曲线，压缩功为一直角三角形的面积，如图 6-15 中将原点和最大硬度值直线连接后与对应时间围成的直角三角形；实际中由于大蜜丸的塑性形变效应，压缩功为压缩曲线下的阴影面积（W_A），塑性形变效应抵消的压缩功可假设为面积（W_B），由此可将大蜜丸的软硬度表征为式 6-8：

$$HS = \frac{W_A}{W_A + W_B} \times 100\% \qquad （式6-8）$$

式中：HS 是大蜜丸的软硬度；

W_A 是压缩功，即为压缩曲线下的阴影面积；

W_b 是塑性形变效应抵消的压缩功，即为面积。

HS 值介于 0~1 之间，越接近于 1，表明大蜜丸硬度大，越接近于 0，表明大蜜丸塑性形变能力强；蜜丸的软硬度需在合适的范围内，才能既保证其剂型的性状，又便于咀嚼服用。

第四节   中药大丸制丸技术

本书中药大丸是指丸粒直径大于 3.5mm 的中药丸剂，包括蜜丸、水蜜丸、水丸、糊丸、蜡丸和浓缩丸。对于此类丸径较大的丸剂，运用挤出搓圆制丸机进行制备，具有丸形、丸重易于控制，可连续化生产，效率及产量较高，对不同丸剂类型适应性较强等优势，因此，以挤出搓圆制丸机为核心的塑制法制丸工艺已成为中药大丸生产的主流工艺。但由于该工艺在原理和机械结构方面的限制，不适合丸径小于3.5mm丸剂的制备。

一、挤出搓圆法制丸原理

挤出搓圆法制备丸剂属塑制制丸法，是将药材细粉或药材提取物加适宜的黏合剂，混合均匀，制成软硬适宜、可塑性较大的丸块，再依次制丸条、分粒、搓圆而成丸粒的一种制丸方法。主要用于水蜜丸、蜜丸、糊丸、蜡丸和浓缩丸等具备能够产生较大黏性物料的丸剂制备，一般可制成直径3.5~12mm的丸粒。

挤出搓圆法制丸工艺可组成流水线式生产，其工艺流程和相应设备为：物料混合（槽形混合机）→制丸块（炼药捏合机）→丸粒成型（挤出搓圆制丸剂）→丸粒整形（荸荠式整形抛光机）→干燥（隧道式微波干燥灭菌机或热风干燥箱）→筛选（丸粒滚筒筛或振荡筛）→打光或包衣（包衣机）→质量检查→包装。

挤出搓圆制丸机，如图6-16、6-17，在同一台设备上可以实现挤出丸条、分粒和搓圆工艺。将混合好的药坨（软材）放入料斗，在螺旋推进器的旋转作用下，药坨被挤压出出条孔，挤出的药条在导轮的转动下被输送至滚搓刀上，左侧滚搓刀作顺时针转动，右侧滚搓刀作逆时针转动，两个滚搓刀相向转动的同时，作水平方向的同轴往复运动，滚搓刀相向转动时利用刀具上半圆形凹槽将丸条切割成小段，同时小段丸块被搓圆成丸粒，在滚搓刀转动的离心力和丸粒的重力作用下，丸粒从滚搓刀上滑落，丸粒成型。

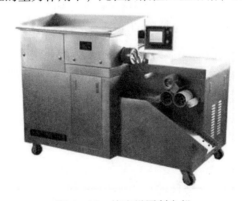

图6-16　挤出搓圆制丸机

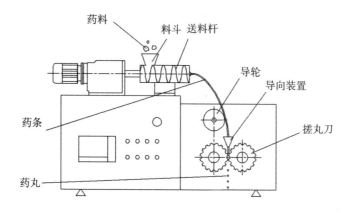

图 6 - 17　挤出搓圆制丸机示意图

二、制剂原料物理属性、成型工艺与丸剂成型性

（一）制丸工艺参数与丸剂成型性

1. 滚搓刀规格与丸粒直径

中药丸剂一般以丸重计量，以每丸或一定数量的丸粒重量作为丸剂的规格。而滚搓式制丸机以滚搓刀上凹槽尺寸控制丸粒的大小，间接控制丸粒的重量，因此，丸粒的重量与滚搓刀上凹槽尺寸密切相关。

当丸剂规格即丸重确定后，需以丸重为标准选定滚搓刀的槽型尺寸，选择搓丸刀槽型尺寸的方法有经验摸索法和设计计算法[9]。

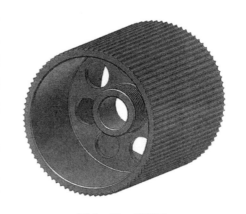

图 6 - 18　滚搓刀

（1）经验摸索法

以试机实验为主，选购多套不同凹槽尺寸的滚搓刀进行实验，根据实验结果调整滚搓刀的槽型尺寸，以制得丸剂重量符合丸重要求的滚搓刀槽型尺寸为准。此法简便、直观，是目前选择滚搓刀的主要方法，但需要进行多次实验并选购多套滚搓刀，因而费时费力。

（2）设计计算法

①滚搓刀槽型半径（r）：滚搓刀相对转动时，槽型凹槽咬合成圆柱状，

将丸条切割成短圆柱状后搓制成圆球状，因此，可从该工序制得的湿丸（由丸条直接制得的球形丸粒）重量，推算滚搓刀凹槽半径，计算公式为：

$$r = \sqrt[3]{\frac{3m}{4\pi\rho}} \qquad (式6-9)$$

式中，r 为半圆形刀槽计算半径；m 为湿丸单丸重量；ρ 为湿丸密度。

从式6-9可知，湿丸单丸重量 m 应根据成品丸（干燥后的丸剂）重量、成品丸含水量和湿丸含水量进行计算，是一个确定的值，湿丸密度 ρ 是需要测量或计算的关键数值，由于 ρ 与制剂处方和工艺相关，因此需对滚搓制丸前的药物状态即丸条进行密度测量。由于丸条为圆柱体，截取一定长度的丸条，测量横截面的直径，精密称量后即可计算丸条的密度，计算公式为：

$$\rho = \frac{m_1}{\pi r_1^2 l} \qquad (式6-10)$$

式中，r_1 为圆柱形丸条截面半径；m_1 为丸条重量；l 为丸条长度；ρ 为丸条密度（湿丸密度）。

按照上述方法求得湿丸密度后，即可求得滚搓刀槽型半径（r）。

②出条模板孔径直径（d）：按照设备型号或产量的不同，滚搓制丸机出条模板上径向分布1~8个出条孔，能同时制出1~8根丸条用于滚搓制丸；出条模板孔径的大小与滚搓刀刀槽半径大小密切相关，依照湿丸丸重应和滚搓瞬间剪切出的短药柱质量相等原则，建立下式：

$$\frac{4\pi r^3}{3} = \frac{\pi d^2 l}{4} \qquad (式6-11)$$

式中，r 为滚搓刀槽圆弧半径；d 为模板计算孔径；l 为滚搓切断丸条长度。

滚搓切断丸条长度：

$$l = \frac{2\pi R}{n} \qquad (式6-12)$$

式中，R 为滚搓刀半径；n 为刀槽数。

联立两式可得：

$$d = \sqrt{\frac{8nr^3}{3\pi R}} \qquad (式6-13)$$

以上计算得出的出条模板孔径系理论计算值，但要达到产生滚搓摩擦时的正压力，模板孔径应略大于计算模板孔径，因此需建立模板孔径修正系数 k_m。正系数的确立与药物被挤出后的形变（收缩或膨胀）相关，据实践经验可知，k_m一般取 $1.1 \sim 1.2$ 较为适宜，故实际模板孔径 d_m 有下式：

$$d_m = k_m d \qquad (式6-14)$$

2. 滚搓刀磨损对丸剂成型性的影响

滚搓刀与出条模板是制丸的关键部件，也是易磨损部件。滚搓刀为铸铝材质，表面硬度（HV）低，仅为 70 左右[10]，出条模板为不锈钢材质，HV 为 200 左右；丸剂的制剂原料多为药材粉末，其中的一些盐类结晶、硅质等颗粒性物质的硬度一般都超过铝制材料，有些甚至超过不锈钢，因此，在制丸过程中，滚搓刀和出条模板易被药料磨损，产生形变，导致丸粒圆整度下降、丸重差异增大等问题。

碳化钨是常用的表面硬质耐磨材料，耐磨性仅次于金刚石，且化学性质极为稳定；对滚搓刀和出条模板进行碳化钨表面喷涂处理，涂层厚度为 0.1mm，其表面 HV 分别由 70 和 200 提高到 1100，经过 15 个月的制丸对比试验，滚搓刀和出条模板的使用寿命提高了 15 倍以上，而未经表面喷涂处理的滚搓刀使用 7 天后即可观察到表面被磨损，15 天后表面磨损累计量日渐增大，可见到刀槽由半圆形变为宽框状，槽底下陷，刀锋变浅变锐，出条模板孔径变大。由于这些磨损变形导致湿丸合格率下降，连续生产 45 天后合格率下降至 50% 以下，而经过表面喷涂处理的滚搓刀生产的丸粒在 15 个月内合格率保持在 98% 左右[11]。

3. 出条模板孔径厚度对丸条质量的影响

出条模板孔径（出条咀）长度可以调节出条的快慢。出条咀长，出条所受阻力大，则出条速度慢，丸条表面光滑；出条咀短，出条所受阻力小，则出条速度快。当制剂原料易出条但丸条表面粗糙时，需用较长的出条咀；制剂原料黏性强，硬度大时需用较短的出条咀。

4. 制条速度、搓丸速度对湿丸质量的影响

制丸条的速度及丸条的质量不但影响制丸效率且直接影响丸粒的质量。若出条速度慢，则制丸的速度也慢。当出条速度过慢与切丸速度不同步时，就会引起断条。反复断条不但影响制丸速度，还会降低湿丸的半成品率。但当出条速度过快，高于切丸速度时，丸条来不及切搓，丸条便会垂落下来堆成团，即使不断条也会导致丸条粗细不均而影响湿丸质量。

丸条挤出速度与滚搓刀的滚切速度之间的相互匹配十分重要，即丸条挤出速度等于滚搓刀的滚切速度，有下式：

$$n_1 l = \pi D n_d \qquad (式6-15)$$

式中，n_1 为螺旋推进器轴转速；t 为螺旋推进器尾端螺距；D 为滚搓刀外径；n_d 为滚搓刀转速。

在实际操作过程中，出条速度和切丸速度是通过电机的调速频率控制的，其频率和输出转速有一定的对应关系，可按其频率值换算出相应的输出转速，但受到转速差率因素的影响，其换算的转速值也有一定的误差，在制定工艺参数时，要对出条速度（频率）和切丸速度（频率）进行优化，在保证湿丸圆整度和半成品率的前提下，增大出条速度和切丸速度，提高生产效率。

5. 乙醇用量对湿丸质量的影响

滚搓刀在切搓丸粒时，丸条由于其自身黏性会有少量软材粘附在滚搓刀上，也会有个别湿丸粘附在刀槽中无法掉落而影响后续制丸工艺。因此，在制丸机滚搓刀上方都设有乙醇喷头，在制丸过程中向滚搓刀上喷洒适量乙醇，可防止丸粒粘刀，但乙醇同时能溶解丸粒表面部分低极性物质，增加湿丸之间的黏性，针对不同性质的丸条以不粘刀的最少量乙醇为宜，试验得出不同中药丸剂中使用的乙醇喷洒体积见表6-6[12]。在滚搓刀两旁安装有尼龙毛刷，可在制丸同时清洁滚搓刀，但毛刷上的尼龙条可能折断混入湿丸中，在湿丸筛选中注意将其拣出。

表6-6　不同中药丸剂中所使用的乙醇喷量

中成药名称	乙醇喷量（mL/kg）	中成药名称	乙醇喷量（mL/kg）
牛黄解毒丸	20	归脾丸	20
清音丸	25	天王补心丸	40
羚翘解毒丸	15	桂附地黄丸	30
白带丸	21	柏子养心丸	25
人参健脾丸	20	河东大造丸	30
附子理中丸	22	六味地黄丸	25
生化汤丸	25	艾附暖宫丸	22
槐角丸	28	牛黄上清丸	20

（二）制剂原料、软材物理属性与丸剂成型性

挤出搓圆后的丸剂未经干燥前，均为含水量较高的湿丸，为丸剂成型过程的半成品，湿丸质量的好坏主要以圆整度和半成品率为评价指标，圆整度是指湿丸真球度高，表面光滑致密，无裂纹；半成品率是指符合丸径（或丸重）的湿丸占制备出湿丸总量的百分比。

1. 软材性质对湿丸圆整度和半成品率的影响

滚搓式制丸机制备的湿丸圆整度受软材质量的影响较大[13、14]。若软材的黏性适当，制出的丸条则表面光滑，具有一定的韧性、易操作，制成的丸粒圆整度较好；若软材的黏性大，会使出条速度变慢，丸条表面粗糙，甚至出现粘刀、叠粒、丸粒不光滑等现象；当软材黏性太差时，制备中会出现反复断条、丸条不紧密、表面有裂纹，切制成的丸粒松散，甚至不圆整；软材过软，出条快，但丸条常粗细不均，不易切断，有拖尾，成型的丸粒相互粘着；软材偏硬，尤其是软材中混有疙瘩或药粉过粗时，出条慢且易断条，丸条表面不光滑，影响丸的圆整度。

六味地黄丸合坨工艺研究中[15]，采用混合机和炼胶机制备软材的新工艺替代仅用混合机制备软材的老工艺，丸剂成品率由92%提高到98.5%，说明新的合坨工艺可制得均匀性好的软材，可以保证丸条的均一性，有利于成品率的提升。

2. 软材性质的调整方法

制备蜜丸和水蜜丸可以通过调整用蜜量或用水量、炼蜜的程度及合坨时的蜜温和水温调整软材的黏性和硬度[16]。制蜜丸时用蜜量一般是药粉的0.8～0.9倍，水蜜丸的加蜜量则根据处方中药物的性质及处方要求而定，如黏性强，少加蜜，反之，则多用蜜。

制备水丸需根据处方中的药物性质，例如处方中富含黏性成分的药物，如麦冬、熟地、山萸肉、党参、牛膝等，采用温水合坨；当处方中同时含有黏性强药物和黏性差的药物时，可采用加热水甚至开水合坨；若处方中的药物黏性较差，加热水也不足以激发其黏性时，可适量加一些淀粉浆或糊精浆作为黏合剂，淀粉和糊精的用量以能改善软材黏性但不影响药丸溶散为宜，一般用量为10%即可达到目的，软材硬度一般应以成坨而不松散为宜。

制备浓缩丸时，浸膏的黏性是影响软材性质的主要因素。若为半浸膏的浓缩丸，当药粉黏性不强时，可用温热的浸膏合坨，药粉黏性适中时可采用凉浸膏合坨；药粉及浸膏黏性均较强或为全浸膏粉制丸时，则可以考虑适量加入淀粉，以减小黏性，甚至可以用一定浓度的乙醇合坨，也可考虑将制剂原料在制备浸膏过程中加乙醇沉淀，除去部分具有黏性的杂质。

第五节　中药微粒丸制丸技术

中药微粒丸是指丸重小于35mg的中药丸剂，本节中微粒丸包括了西药制剂中的微丸制剂。传统的中药微粒丸与其他丸剂有显著的差别，其具有"精、细、小"的特点：制法精，工艺繁复，对工艺操作要求很高；用药细，多为名贵中药或服用剂量小的中药；丸径小，一般小于3.5mm，能迅速分散和溶解，大部分以治疗急症为主；与一般概念上丸剂大处方、服用剂量大、释药缓慢等特点具有显著的区别。目前，用于制备中药微粒丸的方法有离心造粒法和挤出滚圆法，离心造粒法属于泛制成丸，挤出滚圆法属于塑制成丸，两种方法具有各自的特点和适用范围。

一、离心造粒法制丸技术

（一）离心造粒制丸原理与结构

离心造粒制丸属泛制法制丸。泛制法是在适宜的转动容器或机械中，将药物粉末与黏合剂交替润湿、撒布、不断翻滚，逐渐增大的一种制丸方法。传统的泛制法主要有手工泛制和荸荠式糖衣锅泛制，近年来离心造粒设备和流化床侧喷法等泛制方法的研究与应用，极大地推动了中药丸剂制备工艺的发展。

泛制法制丸可分为成核、聚结、层积和磨蚀转移四个过程。成核过程是将黏合剂雾化喷入药物粉末中，通过液桥聚集形成空气－液体－固体三相核，随着体系中不断加入药物粉末和黏合剂，丸核数量也随之增加，见图6-19。聚结过程是已成形丸核随机碰撞形成较大粒子的过程，主要是通过液滴状态丸核的结合作用完成。层积过程是药物以溶液、混悬液或干燥粉末的形式沉积在已成形的丸核表面，使丸核继续长大的过程。该过程分为粉末层积和液相层积两种工艺：粉末层积是把黏合剂雾化后喷到丸核上，随后加入药物或辅料粉末，潮湿的丸核利用液体毛细管力粘附粉末粒子，形成细粉层。随着黏合剂的喷入，更多的粉末粘附在丸核上，直至制得适宜大小的丸剂，见图6-20。液相层积是药物溶解或混悬于某种溶剂中，喷雾使之在丸核表面铺展，随后溶剂挥发，形成沉积层，随着液体的蒸发，溶解物结晶析出，粒子间形成固体桥，见图6-21。磨蚀转移过程是丸芯在相互撞击过程中，物质从一个丸芯上剥落而粘附到另一个丸芯表面的过程。

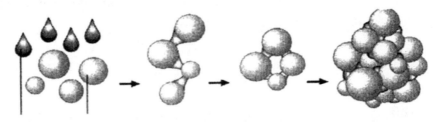

图6-19　成核过程

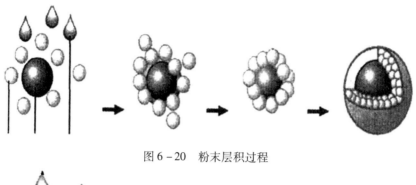

图 6 - 20　粉末层积过程

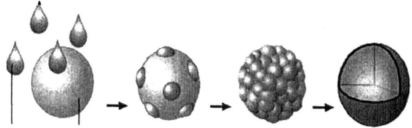

图 6 - 21　液相层积过程

离心造粒制丸法是将制剂原料细粉直接输入到离心转盘内，物料在转盘提供的离心力、自身重力和转盘与侧壁间隙中鼓风浮力的共同作用下形成绳索状流化状态，通过喷枪喷入雾化的黏合剂，粉料逐渐凝聚成粒，获得球形母核，然后继续喷入雾化黏合剂并持续供粉，使母核长大成丸的一种制丸方法。也可使用空白丸芯作为母核进行制丸。应用该法制备的丸剂具有真球度高，丸径控制灵活，可实现分层上药和包衣。适用于制备化学药、生物制品和中药微粒丸。离心造粒机由机架、主机、供料系统、喷浆系统、热风系统、压缩空气系统、抽风装置和控制系统组成[17]，见图 6 - 22。

1. 主机结构

主机是由定子（圆筒体）、转子（底圆盘）、热空气室、传动装置（无级调速）和出料装置组成。

（1）定子：由圆筒体和密封盖组成。圆筒体高度应为制粒区高度的两倍左右，其底部设计成圆弧形折边状，以便与转子形成 0.3 ~ 0.5mm 的均匀环缝，热空气由此缝隙中喷入主机内腔，经过严格控制速度和温度的热空气流，在制粒过程中助长了晶核（或粉末）的混合循环强度，同时兼有干燥颗粒的功能，密闭盖用透明有机玻璃制作，用以观察内部制粒情况。

（2）转子：转子造型为圆盘状，周边设计成与定子底端折边曲率相协调的向上翻边，以便形成环形流动造粒区。转子与主轴连接，其转速可实现无

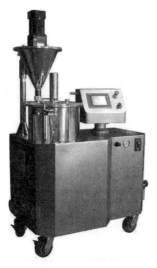
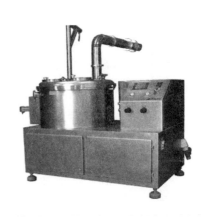

图 6 - 22　CGC - 350 型、CGC - 1000 型离心造粒机

级调速，以满足不同包衣造粒工艺的要求。转子与定子之间的环隙是主机的重要技术参数，若环隙制作为锥面，还可以通过液压系统控制主轴上下运动，实现间隙的调节。

2. 辅机结构

辅机包括热风发生装置、排风捕集装置、黏结液喷射装置、粉末喷撒装置和整机控制装置。

（1）**热风发生装置和排风捕集装置**：以风机作为动力源通过蒸汽加热翅片，将一定温度的热空气送入气室，再由此向环隙供气；由风机送入的空气必须根据产品的用途，选择不同精度级别的空气过滤器。圆筒体内部配置有挡风板，通过特定的支架固定在喷粉装置下游，以便更有效地分散粉末，并造成更为强烈的气流搓动，以有利于造粒操作。捕集装置用以回收未经造粒而离开造粒区的粉末。

（2）**喷液装置和恒流泵**：本装置向主机提供可控制供液速率的黏结液。喷枪采用气动顶针调隙的二流机构，喷枪工作时，浆液的雾化是靠压缩空气螺旋喷射形成的；压缩空气的通断通过电磁阀控制，大小可由减压阀调整；喷浆泵与压缩空气形成连锁控制，即只有在打开喷气后才可以启动恒流喷浆泵，关闭恒流喷浆泵一段时间后才可停止喷气。

（3）**粉末喷撒装置**：由可控流量的螺旋式加料器组成，粉末由定子造粒工作区侧面上方加入，加料器料斗中设有搅拌装置以消除粉末架桥，通过调节螺旋加料机的转速实现粉末喷洒量的控制。

（4）整机控制装置：通过可编程控制器 PLC 的程序控制，可实现转子转速、喷浆流量、喷粉速率的无级调速，从而获得最佳的造粒工艺。

3. 离心造粒制丸过程

离心造粒包衣制丸的机理为旋转式制丸，包括成核、聚结、层积和磨蚀转移四个过程。原粉粒子随机碰撞形成较大粒子（成核），随后相互聚结，形成较好的丸核，粒子磨损或碰撞产生的细粉被丸核黏附，以及丸核以一定速度随着容器旋转及丸核间相互摩擦，其中聚结过程决定了丸核的大小。

定子的圆筒体是固定的，转子的圆盘在定子底部作高速旋转，热空气由定子和转子之间的环形间隙喷入机内，这样便在气室内建立起喷动的旋转离心力场，使得加入此流场内的粉末颗粒在离心力、重力和环缝气体射流的联合作用下，沿着气室内壁下部附近（约为筒体高度 1/2）形成流态化环形粒子圈，此时的粉末颗粒不仅围绕主机转轴作绳索状的循环流动，而且还因定子内壁摩擦作用而绕颗粒自身的轴线急速地旋转，粉末颗粒被均匀喷洒的液滴所润湿，同时在上述环流粒子圈中均匀地黏结新鲜粉末，形成球体颗粒。

由环状缝隙中吹入的热空气，不仅具有成球、混合和干燥作用，还能使床角处的颗粒不致于积聚和黏壁，从而使制丸过程顺利进行；热空气温度可以调节，以满足不同造粒阶段的要求。对单一粒子而言，在转子旋转离心力、热空气喷射上升力和重力的作用下，在粒子的垂直和水平面内存在两个方向的自由旋转，这是产生球形颗粒的基本要素；对于定子而言，在环流区域内产生如同摆线状上下翻滚运动的粒子流，当粒子被黏结液润湿、黏粉、成球、放大至一定要求的球形直径后，可通过改变喷粉和喷浆种类，实现缓控释包衣工序。

（二）工艺参数与丸剂成型性

在离心造粒包衣技术制备丸剂过程中，工艺参数的选择对丸剂成型与否及丸剂质量具有决定性的作用，影响着丸粒的粒径分布、圆整度、脆碎度等。因此，研究工艺参数对丸剂质量的影响至关重要。离心造粒包衣机的工艺参数主要有主机转速、鼓风流量、喷浆泵转速、喷气压力、喷气流量、供粉速度、滚圆时间及筒体内搅拌刀和喷枪的位置。

在转子旋转提供的离心力、缝隙中鼓风提供的悬浮力和自身重力的作用下，粒子在定子和转子的曲面上形成涡旋回转运动的粒子流，其中离心力是主机转速的函数，而悬浮力依赖物料的重力和鼓风流量，说明主机转速和鼓风流量是较重要的影响参数。有研究表明主机转速可显著影响丸核的粒径和粒径分布，而鼓风流量则对丸核的圆整度，堆密度有重要影响。

（1）主机转速：主机转速较低时，不能对粒子产生足够的离心力，大部分药粉随底盘运动，无翻滚动作，喷浆不能使其均匀润湿，且粒子与挡板的撞击力小，大的聚集块不易破碎，与药粉并存；当主机转速增大时，增大了丸粒与挡板的撞击力，大聚集块破碎而粒径变小，同时由于黏合剂与药粉混合均匀，药粉随之减少；主机转速继续增加时，聚集与破碎趋于平衡，粒径变化不明显。

（2）鼓风流量：鼓风流量影响粒子流化时的悬浮状态，同时影响黏合剂的干燥速率。

（3）喷气压力：喷气压力在 0.5～0.7MPa 间波动时，对喷枪雾化效果的影响不明显，雾化效果主要与喷浆泵转速和喷气流量有关。

（4）喷气流量：喷气流量过大时，丸粒在筒体内被吹散，使黏合剂直接喷到底盘上，易引起丸粒间的黏结而聚集成块且喷浆液损失，故在控制黏合剂有好的雾化效果前提下，应尽量降低喷气流量。

（5）喷浆泵转速：喷浆流量应随造粒时间而变化，最初起母阶段应采用高的喷浆泵转速（60～80r/min），使粉末在短时间内被润湿，避免粉尘飞扬；然后控制中等速度的喷浆泵转速（30～60r/min），再逐渐减小喷浆泵转速（10～30r/min），完成起母。供粉阶段要控制适当的粉浆比例，直至完成离心造粒制丸的起模长大过程。

（6）供粉速度：供粉速度对粒度分布有明显影响。供粉速度较慢时，粒子过湿，粒子相互间聚集，形成较多大颗粒，影响药粉层积的均匀性，同时丸粒的圆整度变差；供粉速度过快使得粉料飞扬，大量黏附在筒体壁上造成浪费，细粉增多使得细粉间聚结成颗粒，形成许多"假核"，粒径分布变宽；供粉速度合适时，粒径增长均匀，粒径分布较窄。

（7）滚圆时间：滚圆时间对丸粒的粒径影响较大，随着滚圆时间的延长，粒径分布变宽，并向小粒径转移，即大的粒子被打碎，小粒子增多，其圆整度、脆碎度减小，堆密度增加。

（8）搅拌刀和喷枪位置：调节搅拌刀和喷枪的位置与角度，搅拌刀的位置应使物料在筒体内呈涡旋状回转运动，喷枪位置应与供粉口呈180°，喷枪雾化扇面应达到最大。

此外，制丸粉末的流动性和润湿性对粉末层积效果均有显著影响。粉末的润湿性影响黏合剂在粉末表面的铺展。润湿性好，粉末在丸芯表面容易铺展，成球形好；润湿性差，层积时粉末易发生聚结。粉末流动性直接与粉浆比例的控制有关，粉末流动性好，从供粉室中落下均一，粉浆比例容易控制，反之，操作中需要不断调节喷浆速度或供粉速度，以达到较为平衡的粉浆比例。

二、挤出滚圆法制丸技术

挤出滚圆法属于塑制法，是目前国际上广泛应用的制丸方法之一，也是近年来中药微粒丸制备研究的主要方法之一。挤出滚圆法制备的微粒丸具有粒径均匀、圆整度高、颗粒表面光滑等优点，且生产效率高，劳动强度小，适合工业化生产。但目前挤出滚圆法制备中药微粒丸的载药量较低，应用受到一定的限制。

（一）挤出滚圆法制丸原理与特点

该法制备微粒丸的工艺流程主要有以下五个步骤。①原料混和：一定粒径范围内的制剂原料混合均匀；②软材制备：以适宜速度加润湿剂于制剂原料中，使其具有适宜的物理属性；③软材挤出：软材经挤压机挤出，挤出物在重力作用下呈弯曲条状或经切割断裂成不规则长度的短枝；④挤出物滚圆：挤出物被立即移至滚圆机，在摩擦力、离心力作用下先断裂成许多长度与直径比在 1.0 ~ 1.2 的小段，结合软材自身的塑性滚制成球形；⑤干燥：滚圆后将微粒丸进行适度干燥，使其具有一定硬度、球形度和机械特性，同时控制微粒丸的水分含量，以保证其质量稳定和便于进一步加工。

挤出滚圆法制备微粒丸或微丸的成型机理有四种[18]。Rowe[19] 在 1985 年提出了第一种机理。他认为挤出物首先断成长短均一的圆柱体，然后圆柱体两端磨圆形成哑铃形，进而形成椭球形和球形粒子（图 6 - 23A）。这一机理被 Koester 和 Thommes[20] 拓展，他们认为在滚圆过程中，细小的团块会黏附到哑铃形粒子中间的直杆部分，因为这一部分受到的机械剪切力较小（图 6 - 23B）。另一机理[21] 认为短圆柱体两端先被磨圆，然后折叠弯曲并迅速形成哑铃形，该哑铃形扭转后从中间断裂开来，形成两部分，并各自形成球形微粒丸（图 6 - 23C）。第四种机理[22] 是以软材的重塑性为基础，不涉及中间的哑铃形粒子。在滚圆的第一阶段，挤出物首先被打断成碎块，且粒度分布较大；在滚圆的第二阶段，细小的团块会黏附到相对较大的碎块上使之变大，最后就会得到粒度分布较窄的球形粒子（图 6 - 23D）。

该法制得微粒丸或微丸的理化特性、机械特性、释药行为以及制剂的处方、工艺控制等方面，都有其独特的优点：圆整度和流动性好；粒径分布更

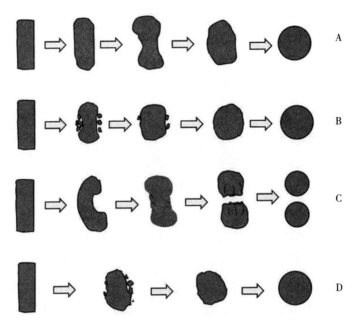

图 6-23 微粒丸、微丸成型机理示意图

集中，成品率较高；微粒丸硬度大，密度大，脆碎度小；活性成分含量均匀，可选填充剂种类较多；生产效率高，劳动强度小，工艺过程参数化，重现性好，对水溶性药物缓释剂的制备较为适宜，这些优点利于进一步包衣，从而获得衣膜分布均匀、释药特征理想的膜控微丸。但该法制备的中药微粒丸载药量普遍不大，尤其是制剂原料以水或醇提取的中药粗提物，其载药量大多在30%~40%左右。

（二）制剂原料、软材的物理属性与丸剂成型性

用挤出滚圆法制备微丸首先是将制剂原料与适合的成球剂、润湿剂等制成软材，继而挤出、切断、滚圆而成微丸，因此微丸的成型质量与制剂原料粉体学性质和软材的物理特性息息相关。

1. 制剂原料粒径与粒径分布对成型性的影响

一般而言，微丸中制剂原料的粒径（diameter）及粒径分布（particle size distribution）对软材的挤出特性、流变性及微丸的圆整度、丸径分布、色泽和药物的释放度等均有很大的影响。制剂原料的粒径大、粒径分布小，丸剂溶散快，但成型困难，且丸粒表面粗糙、色差较大；制剂原料的粒径小，成型性好，丸粒圆整度好、粒径均匀、色泽一致，但溶散时限延长。有研究表明

微晶纤维素（MCC）在与润湿剂接触的不同时期，其粒度是不相同的[18]，在工艺过程中 MCC 的粒径与微丸的质量性质呈现一定相关性，如软材的粒径、挤出物的粒径等与物料的黏附值、微丸粒径分布、形态比及圆整度等成正相关，与得率及微丸的粒径成负相关；而 MCC 粉体初始的粒径对微丸的质量影响并不显著；当使用交联聚乙烯吡咯烷酮（PVPP）作为成球剂时，PVPP 的粒径在工艺过程中是基本不变的，因此 PVPP 的粒径与其微丸的质量具有显著的相关性。

2. 制剂原料溶解性与孔隙率对成型性的影响

制剂原料的溶解性（solubility）、孔隙率（porosity）可通过影响润湿剂用量而影响软材和微丸的性质。可溶性制剂原料可能导致软材过湿而影响制剂质量；孔隙率大的制剂原料可改善软材的形变能力，从而有利于软材的挤出和滚圆。同样溶解性、孔隙率亦直接影响药物的释放。MCC 在水中不溶，吸水后有一定的膨胀，若用量较大，就会形成骨架型微丸。若主药在介质中溶解度大，则为速释微丸；若主药在介质中溶解度很小，则会形成缓释微丸。使用乙基纤维素（EC）和硬脂酸作为阻滞剂，可进一步降低释药速率。研究发现以 MCC 为成球剂、以乳糖或硫酸钡（$BaSO_4$）为模型药物时，当模型药物含量超过 24% 时可显著影响药物释放，其中乳糖易溶于溶出介质使微丸形成多孔从而加速药物释放[23]。

3. 软材保水性对成型性的影响

软材的保水性（moisture retention capacity）主要是用来评价物料对水的亲和力，软材的保水性好，表明物料对水的亲和力强，在较大作用力下不易失去水；保水性差，对水的亲和力弱，在较小外力的作用下很容易失去水。软材的保水性差，在挤出和滚圆过程中，软材内部的水分容易迁移至表面，增大其表面的黏附性，从而对微丸的成型和质量产生较大影响。

Tomer 等[24]对不同挤出速率条件下软材中水的变化及对微丸成型性的影响进行了研究。当挤出速度慢（20mm/min）时，挤出物的水含量呈现梯度变化；对挤出物进行滚圆发现不能制备出成型性好的微丸。挤出速度快（200mm/min）时，挤出物的含水量分布均一，滚圆得到微丸粒径分布范围窄、圆整度好。结合离心法测定软材的保水性结果[25]，发现制剂原料的保水性越好，制剂原料结构内保持的水分就相对较多，制备的软材就相对较湿，挤出过程中水的运动就越多，微丸成型性相对较理想。Podczeck 等[26]则以压力膜试验测定软材的保水性，认为以 6% 及 8% 羧甲基纤维素钠改性后的 MCC 保水能力更强，能够限制水在挤出或滚圆工艺过程中的迁移丢失，所制备的微丸圆整度较高。

4. 软材转矩流变性对成型性的影响

软材的转矩流变性（torque rheological parameters）是指软材受外界剪切力作用时发生的混合、流动及与外界作用力对抗的性质，可通过混合转矩流变仪（mixer torque rheometry，MTR）进行测定。软材转矩力随着润湿剂用量的增加而变大，当达到最大转矩力时，反而会随着加水量的增加而减小[27]，详见图6-24。因此，通过MTR测定软材的性质，并将其与软材加润湿剂的不同阶段相关联，被认为是目前为止最可靠的评价软材质量的方法[28,29]。

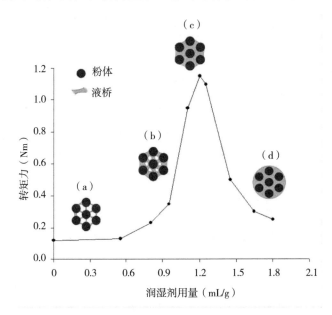

图6-24　MTR曲线中黏合剂用量–平均转矩力与物料不同润湿阶段的相关性[27]

通过测定软材的转矩流变学参数，可以确定最佳加水量，并预测微丸的质量[30]。Soh等[31]测定MCC的混合粉体的最大转矩（T_{max}）及混合累积能量（cumulative energy of mixing，CEM）来表征软材的转矩流变学性质，其中T_{max}用来描述软材对抗叶轮的最大作用力，CEM值为混合时间与转矩曲线下的积分面积。发现CEM值与MCC的粉体学性质之间有相关关系，该相关性能够解释制剂原料的饱和程度。加水量为30%～35%时，软材的T_{max}值与微丸质量（如流动性、脆碎度、松密度及振实密度）之间具有显著的相关性。Ibrahim等[32]发现微丸粒径会随着软材T_{max}的增大而增大，且当处方中乳糖或壳聚糖的用量增加时，软材的T_{max}会显著性降低，同时伴随着微丸溶解速率的增加，认为软材的 T_{max} 与微丸的溶出速率有一定的相关性。Souto 等[33]认为软材的 T_{max} 变小，微丸在滚圆过程中容易被打散而最终影响微丸的粒径。Mahrous 等[34]的实验表明随着处方中聚乙二醇比例的增加，软材的 T_{max} 显著性减小，Kristensen 等[35]同样发现含 80% MCC 的处方中，软材的 T_{max} 与微丸的粒径之间存在线性相关关系。他们均认为软材的 T_{max} 增大，所需的最佳加水量增加，则制备的微丸粒径变大。Dukić 等[36]使用 MTR 对含有不同山梨醇处方的软材、挤出物及二次挤出物的流变学性质进行了测定，发现软材的 T_{max} 会随着山梨醇含量的增加而增加。当山梨醇的含量达到 22.5% 时，T_{max} 会快速下降，这与山梨醇含量高的处方滚圆时，产生的粉比较多、微丸的得率下降的结果是一致的。如果对该软材进行二次挤出，得到的 T_{max} 会大于挤出一次的 T_{max}，而且软材的表面也较光滑，且滚圆时细粉较少，得率有所提高。

5. 软材可压缩性对成型性的影响

软材在受外界施加挤压或拉伸作用力后发生的形变及与外界作用力进行对抗的性质参数统称为软材的压缩行为参数，包括硬度、弹性、黏附性、回复性、内聚性、咀嚼性等，这些参数不仅受物料本身性质的影响，同时也是影响微丸成型与质量的重要因素。

黄洋等[37]使用测定黏附系数的自制装置，以 30% 乙醇为润湿剂，制备当归补血汤提取物软材，测定软材的黏附系数，并以圆整度作为微丸成型性的考察指标，对二者的相关关系进行了评价。认为软材的黏附性影响微丸的成型性，当润湿剂用量增加时，黏附系数增加，挤出滚圆工艺制得的微丸圆整度高。并发现黏附系数和平面临界角在一定的范围内存在二次相关关系。

汪晶等[38]采用直剪仪测定软材的内聚力，以液塑限联合测定仪测定软材的塑性指数，并与微丸的成型性建立相关关系。认为软材的内聚力是范德华力、库仑力、固体桥联力等几种力的合力，对微丸成型性影响相对较小。当内聚力较大时，其抗剪强度较大，可能导致挤条物在滚圆时难于剪断，黏结成团，粒径相差悬殊而致制丸失败。软材的塑性指数用来表征软材界限含水量，是软材从流动状态到半固体状态时含水量之差，与微丸成型呈正相关。

Chohan 等[39]根据毛细管挤出试验测定聚合物熔体黏弹性的方法，对通过柱塞式挤出机制备的挤出物黏弹性行为、挤出物的外观及其对微丸质量的影响进行了研究，认为制剂原料的粒径对软材的弹性和剪切应力影响不大。根据剪切速率 – 剪切应力曲线图，RC501 型号的 MCC 剪应力变化不大，其挤出物的外观相对光滑；MG100 和 MG200 的剪应力变化最大，其挤出物的表面畸变较严重；软材弹性太大，如 Emcocel 型号的 MCC，易滚圆成大球；弹性太小，如胶体 MCC、RC/CL 型号不能滚成圆球状，因此要得到圆整度高的微丸，要求软材必须具有一定的弹性。

我们采用物性测试仪对挤出滚圆法制备中药微粒丸中软材的物理属性进行了多参数表征，并研究了软材的可压缩性与微粒丸成型性的相关规律。研究结果表明，通过测定软材的压缩行为参数，可以对软材进行有效的分类，进而预测微粒丸的成型性[40]，详细结果如下。

以乳糖和 3 种不同黏度的羟丙基甲基纤维素（HPMC）为模型药物，分别与 4 种不同产家的进口 MCC 按不同的比例混合；另取 4 种中药浸膏粉（药材经水提取、喷雾干燥、过 80 目筛）与 1 种国产 MCC 按不同的比例混合，每一个混合物在 5 种加水量条件下进行软材制备，共 120 个处方，分别将其置于挤出机中挤出，筛网孔径 0.6mm，挤出转速 60rpm/min。将上述制得的挤出物一部分置于滚圆机中，在相同的工艺条件制备中药微粒丸。所制备的微粒丸按照如下标准分为 5 类：①短枝或棒状：占全部微粒的比例大于 50%；②哑铃形或双球形：占全部微粒的比例大于 50%；③圆球形：占全部微粒的比例大于 50%；④不规则形状（黏壁）或大球：占全部微粒的比例大于 50%；⑤细粉：占全部微粒的比例大于 50%。另一部分置于物性测定仪的载物盘上，采用触发力为 1500g 的 TPA 对其进行压缩行为参数的检测。

将 120 个处方软材的压缩行为参数进行标准化后，导入软件 Unscrambler 9.1 进行主成分分析和二维图的绘制。当对数据进行主成分分析时，由于处方 101～120 的相对位置距离前 100 个处方较远（图 6-25），故以处方 1～100

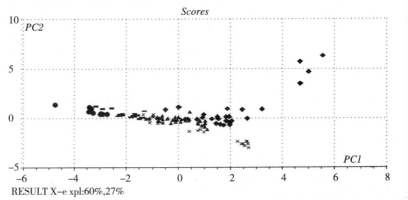

图 6-25　处方 1～120 软材物理性质的主成分得分图

注：●（处方 1～9）；－（处方 10～29）；▲（处方 30～73）；◆（处方 74～100）；×（处方 101～120）。第一主成分和第二主成分贡献率分别为 60% 和 27%。

为样本进行进一步分析。结果显示，根据滚圆后粒子的形态，前两个主成分即可基本将处方1～100划分为4部分（图6－26a），由于第一主成分和第二主成分的贡献率分别为69%和21%，因此第一主成分相对第二主成分较为重要。同时弹性与硬度、黏附性、内聚性、咀嚼性和回复性的贡献方向相反（图6－26b），因此硬度与弹性之比（Ha/Sp）可能是一个较为重要的参数。

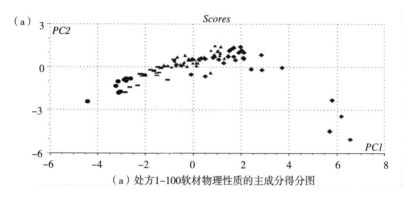

（a）处方1-100软材物理性质的主成分得分图

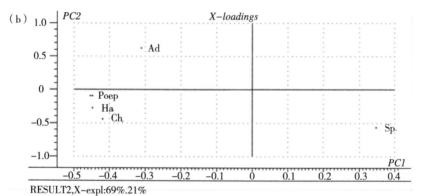

RESULT2,X-expl:69%.21%

（b）处方1-100软材物理性质的主成分载荷图

图6－26　处方1～100软材物理性质的主成分情况

注：●为处方1～9；－为处方10～29；▲为处方30～73；◆为处方74～100。第一主成分和第二主成分贡献率分别为69%和21%。

将 Ha/Sp 作为一个新的参数与主成分得分值（Z）进行相关性分析（图6－27），得相关性系数为0.94。除了形态⑤，该参数还基本将滚圆后不同形态的粒子区分开来（图6－28），故可用 Ha/Sp 基本表征软材压缩性。用主成分分析法可将获得形态⑤的处方（101～120）分成3个部分（图6－29）。而根据 Ha/Sp 可将其分为两部分：处方101～108 的 Ha/Sp 范围在36000～48000，和形态③重叠，但其回复性大于0.140（图6－30a）；处方

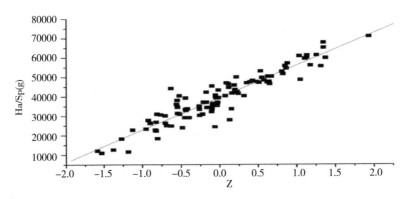

图 6 - 27　软材物理性质主成分得分 Z 与 Ha/Sp 间的相关性

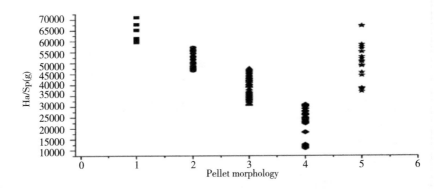

图 6 - 28　处方 1～120 软材 Ha/Sp 的范围

注：■代表形态①，●代表形态②，▲代表形态③，◆代表形态④，★代表形态⑤。

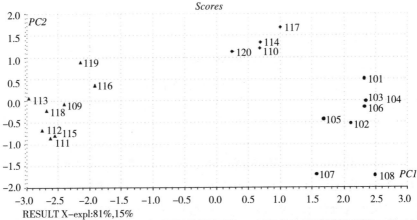

图 6 - 29　处方 101～120 软材物理性质主成分得分图

注：第一主成分和第二主成分贡献率分别为 81% 和 15% 。

109～120 的 *Ha/Sp* 大于 48000，和形态①、②重叠，但其内聚性均小于 0.320（图 6-30b）。该结果提示：较大的回复性和较小的内聚性使软材较容易散成粉末。用主成分分析法对粒子形态为③的软材物理性质进行分析，得结果如图 6-31，从图中可以看出，所有的点呈均匀分布，说明在本实验条件下只要软材的物理性质在一定的范围内，即可制得球形微粒丸，而不会随辅料种类型号、载药量和药物的改变而发生变化。

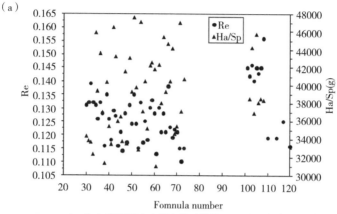

（a）粒子形态为③和⑤时软材的 Ha/Sp 和 Re

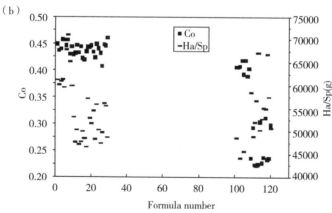

（b）粒子形态为①、②和⑤时软材的 *Ha/Sp* 和 *Co* 值

图 6-30   不同粒子形态软材的 *Ha/Sp*、*Re* 和 *Co* 值分布

采用 Weka 软件十重交叉核实法对数据进行进一步的分析，以软材物理性质作为输入变量，以微粒丸形态分类作为输出变量，可得到一个理想的决策树，见图 6-32。从结果可以看到，以 *Ha/Sp* 为一级分类指标，咀嚼性为二级分类指标，回复性为三级分类标准可将软材分为 5 类，其对软材分类（Class）及微粒丸形态分类（Type）的正确率达 95.83%。

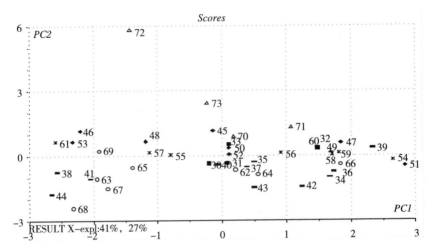

图 6-31　可制得球形微粒丸的软材物理性质主成分得分图

注：第一主成分和第二主成分的贡献率分别为 41% 和 27%。

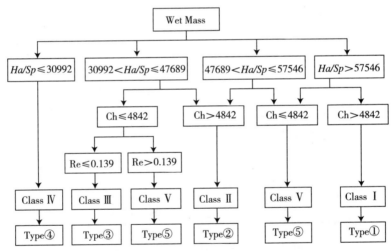

图 6-32　软材的压缩物理性质与微粒丸的成型性决策树

　　实验还采用国产 MCC 和单味中药、中药复方制得的不同载药量处方对上述规律加以验证。其中单味中药 8 种、加水量 4 个、载药量 3 个；复方 2 种、加水量 4 个、载药量 2 个，共得处方 8×4×3 + 2×4×2 = 112 个，其判别正确率为 89.3%，说明软材的压缩行为参数与微粒丸成型性间的规律在一般情况下可能适用于不同载药量下的不同中药提取物。该实验建立了软材压缩性质与微粒丸成型性的相关规律，能够通过测定软材的压缩物理性质预测所制备微粒丸的成型性。当然上述规律是在特定的工艺条件下建立的，没有考虑处方工艺因素、软材物理性质及微粒丸成型性三者之间的相互影响，是否具有普适性，还需要进一步研究。

（三）制丸工艺与丸剂成型性

1. 制剂原料混和工艺

药物与辅料能否均匀混合对于软材的性质及微粒丸的制备影响很大。混合不均匀可使极易溶解的成分或极细的成分溶解在润湿黏合剂中，从而影响微粒丸的性质及药物溶出。由于每一种粉体，其密度、粒径、黏度等各不相同，特别是采用中药浸膏制丸，混合均匀与否与制丸的最终结果有很大的关系，中药浸膏的黏度较大，在制丸前必须选用适合的辅料，才能达到均匀混合的目的。

2. 软材制备工艺

在物料混合和软材制备的过程中，为混合均匀，常使用混匀机，包括行星式混合机（planetary mixers）、高速剪切混合机（high - shear mixers）、西格玛刀片混和机（sigma blade mixers）。在制备软材的过程中，液体的蒸发一定要控制到最小的程度，特别是对于高速剪切混和机，因为它在混匀的过程中产生了大量的热量，导致软材的温度升高，液体蒸发的速度加快，可能导致软材的物理属性最终不利于制备合格的软材，添加冷却装置可以减少这种影响。

3. 挤出工艺

挤出物性质受挤出工艺影响的主要因素为挤出机机械构造和工艺条件。挤出机机械构造主要包括挤出螺杆和挤出孔板。目前有 4 种形式的挤出机：螺杆式挤出机、篮式或筛网式挤出机、碾滚式挤出机和柱塞式挤出机，不同的挤出机对软材的挤出压力、产热均不同，所制得的微粒丸也不同。单螺杆挤出机的挤出功率是同规格双螺杆挤出机的 2 倍。因此，对于同样的物料，采用双螺杆挤出机则可以极大地降低物料所受的挤出力，从而成倍增大颗粒的形变能力。在相同的处方及工艺条件下，L/R（挤出板的厚度/挤出孔的直径）值较小所制得的微粒丸疏松粗糙，而 L/R 值较大时所制得的微粒丸表面则较为完整、光滑。这是因为挤出孔板越厚，物料挤出时所需通过的距离越长，物料所受的挤出力越大，导致挤出物密度增大、强度提高，但同时也降低挤出物的形变能力。挤出工艺条件主要包括挤出速度、挤出温度、挤出次数等。

（1）挤出速度

由于微粒丸的生产能力主要由挤出速度控制，在生产过程中，挤出速度越快，其生产能力也越高。适宜的挤出速度不仅是微粒丸成型的先决条件，同时也会影响微粒丸的质量。挤出速度过快，会使挤出物的质量变差，物料较疏松，表面粗糙，呈鳖鱼皮状，粒径分布过宽，严重影响微粒丸质量。另外挤出速度过快，还会伴有温度升高的现象，使润湿剂较易挥发，不利于软材理化性质的稳定；而挤出速度过慢，其耗时长，物料在圆筒内反复挤压造成物料失水干燥，从而影响微粒丸的成型。适量加入高 HLB 值的表面活性剂不仅能够有效克服挤出物表面缺陷，而且能减小挤出物与筛网的摩擦力，从而显著降低挤出操作时的能耗。

（2）挤出温度

挤出温度的高低会影响物料的含水量，从而对挤出工艺的顺利进行及挤出物的质量产生相应的影响。此外，挤出温度对于热敏性药物及物料的润湿剂均有较大影响，同样物料的含水量也会影响挤出温度。当物料的含水量较低，所得挤出物较为粗糙，挤出筒的压力也会逐渐升高，挤出温度也随之升高，挤出时间延长，这样会加快水分的蒸发速度，从而使含水量更低。

若需降低挤出温度，可采用溶于高浓度乙醇并含有黏合剂的高分子材料作润湿黏合剂，如聚乙烯吡咯烷酮（PVP）、HPMC 等。也可以通过改进挤出机以达到控制挤出温度的目的，如在挤出筒上面加上冷却夹套。

（4）挤出次数

挤出次数直接影响物料间结合的紧密程度，随着挤出次数的增多，物料间结合紧密程度增加，释放变慢。挤出次数也并非越多越好。因为，随着挤出次数增加，湿物料会逐渐失水干燥，出现碎粉状，影响圆整度，收率降低。有报道表明[41]，经过二次挤出后，挤出物更加密实，孔隙率大大降低，从而有利于微粒丸成型。我们的研究也表明，经过二次挤出的挤出物，其硬度、咀嚼性和内聚性显著增大。因此对于一次挤出后容易在滚圆过程中被打碎的挤出物，可选择二次挤出工艺。

4. 滚圆工艺

滚圆过程是将挤出物移至滚圆机，在高速转盘内经剪切力、离心力、自身重力、筒壁弹力以及颗粒间互相的作用等共同作用下先断裂成许多长度与直径比在 1.0 ~ 1.2 的小段，结合软材自身的塑性和内聚性滚制成球形。

（1）滚圆速度

滚圆过程是软材颗粒在滚圆机离心力作用下不断变形而逐渐趋向圆球体的过程。这个过程能够顺利进行的前提条件是：软材颗粒在滚圆过程中不能粘连团聚，同时颗粒应具有良好的塑性变形能力。这就要求在滚圆过程中，颗粒中要保持一定量的水分，以保证颗粒的变形能力，同时颗粒中的水分要在颗粒整体范围内均匀分布，既不能使颗粒外层缺水而降低其变形能力，也不能因颗粒表面的水分过多而导致颗粒间的粘连。

滚圆速度对微粒丸粒径、硬度、圆整度、收率、孔隙率及松密度等均有影响。滚圆速度对颗粒变形的影响具有多重性。首先，滚圆机滚圆速度高，则单位质量颗粒所受的剪切力大，因此适当增加滚圆速度有利于哑铃型微粒被切断滚圆，但增加滚圆速度过大，可能会使内聚性小的微粒被剪切成细粉。其次滚圆机滚圆速度高，单位质量颗粒所受的离心力就大。大的离心力会使颗粒间和颗粒与筒壁间的摩擦力增大。而摩擦是使颗粒成圆球形的主要因素，同时也是颗粒表层使水分蒸发的主要因素。当表层水分含量降低到一定程度，而又得不到补充时，颗粒表面就会形成一个比较坚硬的外壳层，这使整个颗粒丧失了变形能力。同时，在离心力的作用下，颗粒中央部分的水分会向颗粒表层扩散。离心力越大，颗粒中央的水分扩散的速度越快。因此，适当的离心力可以使颗粒中央的水分均匀地向颗粒外层扩散，从而及时有效地补充颗粒表层丧失的水分，使颗粒内、外层始终保持良好的变形能力。但过大的离心力也会使颗粒中的水分加速向颗粒表面扩散，导致颗粒表面水分过多而从颗粒体中溢出包覆在颗粒表面，从而会使颗粒粘连，团聚形成较大的颗粒。理想的滚圆速度应既可以保持颗粒整体范围内水分的均匀分布，使颗粒有良好的变形能力，又不会因颗粒表层水分过多而造成颗粒表层粘连、团聚，这是滚圆成功与否的关键。

（2）滚圆时间

滚圆时间对微粒丸的成型影响也较大，刘耀[42]通过对不同滚圆时间的微粒丸观察发现，当滚圆时间较短时（0.5min），微丸还未能滚圆，仅仅是将圆柱条破断成短圆柱或哑铃状，随着滚圆时间的延长（1.5min），哑铃状的条状物逐渐被墩成不规则形，同时短圆柱也将消失，颗粒成不规则形，再继续滚圆，颗粒基本成圆球形（3min），颗粒的圆整度较好，密度较大。此时，颗粒的形貌基本确定下来，随着滚圆时间的延长，由于表面比较湿润，可能吸附周围的粉末，使其粒径逐渐增大，但这也与微粒丸的含水量及滚圆速度有关。滚圆速度越快，含水量越高，其表面所含有的水分也越多，其粒径增大也越明显。

（3）滚圆机载料量

载料量对于收率和粒径的影响较大。包家汉等[43]考察不同载料量对成丸的影响，研究发现，若制备过程中水分比保持不变，随着载料量的增加，会逐步出现双粒、哑铃状颗粒、大颗粒、结块等现象，颗粒粒径也随载料量的增加而增大，这是由于挤出物中水分比相同，其颗粒的塑性、强度和黏合力也相同。颗粒在滚圆盘上一方面作螺旋起落运动，一方面作自转运动。当载料量增大时，靠近筒壁部位的颗粒所受挤压力较大；另外，颗粒间碰撞、挤压的机率也增大。当颗粒的塑性变形增加，从较圆的球形变成椭圆形或扁平状时，颗粒间的接触面积增大，摩擦力和黏合力变大，颗粒黏附在一起，形成较大颗粒；随着颗粒表面的干燥，颗粒间黏合力降低，颗粒形成更大颗粒的可能性减小，最终造成颗粒分布带较宽，粒径普遍较大的现象。但是微粒丸的粒径增大，可能是由于水分偏高引起小颗粒团聚造成的，也有可能是由于水分偏低使挤出物破断长度增大造成的。在工业化生产中，为提高产量，滚圆机的载料量必须提高，可通过降低物料中水分来得到质量较好的颗粒。与前面研究结果不同的是，Barrau 等研究发现，转盘的载料量越大，微粒丸的硬度越高，圆整性降低，成品得率不变[44]。

第六节　丸剂干燥技术

中药水丸、水蜜丸和浓缩丸成型后的含水量一般为 20% ~ 40%，必须除去部分水分以保证药品质量的稳定。根据《中国药典》2015 年版四部要求，蜜丸和浓缩蜜丸水分不得超过 15.0%，水蜜丸和浓缩水蜜丸水分不得超过 12.0%，水丸、糊丸和浓缩水丸不得超过 9.0%。目前用于丸剂干燥的方法有真空冷冻干燥、远红外干燥、沸腾干燥、热气流烘干和微波干燥，后两者常被使用。

一、热气流烘干法

烘干法是传统的丸剂干燥方法，是将制得的湿丸粒摊放在烘盘内，利用热的干燥气流使物料水分汽化进行干燥的一种方法，常采用烘箱和烘房。

烘箱适用于小批量生产丸剂的干燥和干热灭菌，属于间歇式操作，向烘箱内换料时热量损失较大，无鼓风装置的烘箱上下层温差较大，物料受热不均匀；装有鼓风装置的烘箱需要进行预热，待烘箱内温度一致后进行干燥，保证物料均匀干燥，但在物料干燥的后一阶段（降速阶段），如果烘箱内湿度太低，可使物料出现假干燥现象，使得被干燥丸粒内外干燥程度不一致。

烘房是供大量生产用的烘箱，其结构和原理与烘箱一致，但是由于容积加大，在操作中更应注意温度、气流路线及流速等因素的相互影响，以保证干燥效率。

二、微波干燥法

微波干燥法是近年来研究较多的丸剂干燥方法之一。微波（microwave）是一种波长从 0.001～1m，频率在 300MHz 到 300GHz 的高频电磁波。微波干燥是利用微波在快速变化的高频电磁场中与物质分子相互作用，微波被吸收而产生热效应，把电磁能量直接转换为介质热能，使物料内部和表面的水分同时获得微波而被加热干燥。微波具有较强的穿透性，无须通过对流或传导来传递热量，加热无温度梯度，丸粒表面和内部温差很小，内外干燥均匀，热效率高，故干燥时间短；微波快速干燥过程中，丸粒内部蒸汽压力大于外部，蒸汽压差的形成对丸粒产生一定的膨化作用，有利于丸粒的溶散。

利用微波热力效应和电磁力效应产生的生物效应可进行灭菌，微波的热力效应使处于高频交变电场中的微生物受热而出现细胞核浓缩、溶解，细胞缩小直至解体；微波的电磁力效应使微生物体内的极性水分子在微波交变电场的作用下产生强烈的极性振荡，导致细胞膜结构破裂或细胞分子间氢键松弛，同时，细菌赖以生存的离子通道出现调节障碍，致使微生物死亡。与常规的高温灭菌法（如热压灭菌、流通蒸汽灭菌、干热灭菌等）相比，微波灭菌可在较低温度下进行。

（一）隧道式微波干燥灭菌机工作原理

隧道式微波干燥灭菌机（如图 6-33）是近年来用于中药丸剂干燥的新型设备，其工作原理为湿丸由进料口放入，随着传输系统导轮的转动，履带

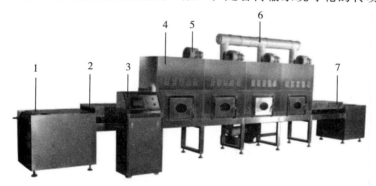

图 6-33　隧道式微波干燥灭菌机整体结构图

注：1. 机械履带传输系统；2. 进料口；3. 整机控制系统；4. 单元加热箱体；
5. 微波磁控管；6. 抽湿排风系统；7. 出料口。

（聚四氟乙烯密织输送带）按照预设定的速度向出料口方向移动，湿丸随着导轮的转动而平铺于输送带上方，连续进入单个微波加热箱体内，箱体内的磁控管产生频率在2450±50MHz的微波，微波加热箱体内壁是由全不锈钢制成的密闭空间，微波在箱体内反射并对湿丸进行反复加热，湿丸中的水分子强烈地吸收微波，在外加交变电场作用下反复极化，极化的分子电场方向也交互变化，不断迅速转动而发生剧烈地碰撞和摩擦，将其在电场中所吸收的能量转化为热能，水分从湿丸中汽化蒸发后，由设置在加热箱体上方的抽湿排风系统及时排出箱体，以保证良好的干燥效果。

（二）微波干燥灭菌机工艺参数与丸剂质量

隧道式微波干燥灭菌机工艺参数有微波功率、丸粒传输速度、丸粒传输厚度和抽湿排风功率等。与之关系密切的丸剂质量控制指标有水分、溶散时限和微生物限度等。

1. 微波功率的影响

在2450MHz微波频率下，耗费1kw/h的微波功率，可以蒸发0.7kg水，因此，可以按照微波干燥灭菌机磁控管功率计算其对湿丸的处理量。例如，需处理湿丸量为30kg/h，要求脱水从含水量20%降低到8%，则总脱水量为30kg/h×12%＝3.6kg/h，需配置设备功率为3.6kg/h÷0.7（kg·h）/kw＝5.14kw，理论上配备5.2kw微波磁控管功率可满足需求。

在额定微波功率恒定的条件下，输送带传输速度、进料厚度、丸粒运动状态、抽湿机功率都会影响丸粒水分的高低和均匀性。

2. 输送速度的影响

输送带传输速度快，丸粒在微波加热箱体内停留时间短，丸粒脱水量少，反之则脱水量大，应根据丸剂性质选择传输带速度。如丸剂中含糖类、油脂类、动物胶、动物脏器以及含浸膏成分的水蜜丸，因其内部水分扩散速度较慢，宜采用慢速、长时间干燥；而一些含挥发性成分的水丸，其内部水分和挥发性成分扩散速度较快，宜采取快速干燥，避免长时间受热导致挥发性成分损失，也可避免内部水分蒸汽压过大、扩散过快导致的裂丸现象的产生，必要时可采用2次或多次快速干燥，使水分达到规定要求[45]。

3. 丸粒厚度和分布的影响

丸粒进入微波干燥箱体内的厚度和分布均匀性影响丸粒水分的高低和均匀性。微波进入物料后，物料吸收微波能并将其转变为热能，微波的场强和功率就不断衰减，即微波透入物料后将进入衰减状态，衰减状态决定着微波对介质的穿透能力。当微波进入物料时，物料表面的能量密度最大，随着微波向物料的渗透，其能量呈指数衰减，同时将能量释放给物料。穿透深度可表示物料对微波能的衰减能力的大小，穿透深度为微波功率从物料表面衰减至表面值的 $1/e$（36.8%）时的距离，水的介电常数为 80，在 2450MHz 时，微波对水的穿透深度为 2.3cm，对丸粒的穿透深度约为 4cm，因此在控制丸粒进料厚度时，要权衡干燥效率和干燥强度来设定进料厚度[46]。

六味地黄丸微波干燥工艺验证中，在隧道式微波干燥灭菌机输送带的不同位置取样，测定丸粒的水分和溶散时限，发现不同取样点丸粒的水分和溶散时限有较大差异。微波干燥具有选择性，若局部丸粒厚，相对湿度大，其对微波的吸收能力强，该处的温度升高较快，水分与丸粒厚度较薄的部分会产生差异，造成干燥不均匀；干燥过程中，上层丸粒干燥至一定程度时，其吸收微波的能力减弱，一部分微波穿透给下一层物料，另一部分微波则反射叠加形成驻波（电磁波在加热室金属内壁之间多次反射呈现类似驻波形式分布）回轰磁控管，有可能造成磁控管损坏。为提高加热效率，降低由于驻波回轰造成的磁控管损坏，可在每个加热单元箱体和输送带之间加装挡丸板[47]（如图 6 - 34）。

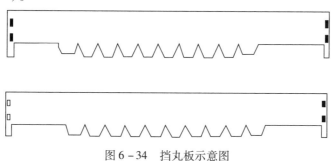

图 6 - 34　挡丸板示意图

挡丸板齿底离输送带距离为 6mm，每个加热单元箱体挡丸板的齿相互错开，齿底处和输送带间只有一层丸粒，齿峰处和输送带间有六层丸粒，这些齿使得输送进入加热箱体的丸粒呈波浪形分布，且每经过一个加热单元箱体时，丸粒被重新排布。由于丸粒波浪形分布的表面积大于平铺时面积，其被微波加热的表面积也相应增大；每个加热单元箱体挡丸板的齿相互错开，使丸粒多次翻动，能够提高微波的利用效率，有利于提高丸粒的干燥均匀度，同时降低了驻波回轰磁控管的几率；翻动使内层水汽能够及时逸出，水汽挥发带走热量，同时降低了丸粒温度，使得丸粒在相对较低的温度下干燥。

4. 微波干燥对丸剂溶散时限的影响

微波快速加热干燥时，形成丸药内部蒸汽的压力差，内部的蒸汽压力大于外部，对丸剂产生一定的膨化作用，有利于加快丸剂的溶散速度。

通过比较泛制 – 烘干法和机制 – 微波干燥法制备的六味地黄丸，发现采用机制 – 微波干燥法制备的丸粒溶散时间短，差异小[48]；采用微波干燥方法制备的五子衍宗丸（水蜜丸）、脏连丸（水蜜丸）、麻仁丸（水蜜丸）、轻身消胖丸（浓缩水蜜丸）和脑立清丸（水丸），其溶散时限均在 1 小时内[49]。

5. 微波干燥灭菌对丸剂微生物限度的影响

微波灭菌可以和干燥同时进行，其作用时间短，一般几十秒至几分钟即可达到消毒灭菌要求，且灭菌后无任何有毒有害残留物的产生和存在。

对五子衍宗丸（水蜜丸）、脏连丸（水蜜丸）、麻仁丸（水蜜丸）、轻身消胖丸（浓缩水蜜丸）、脑立清丸（水丸）、逍遥丸（水丸）、安神补心丸（浓缩水丸）的中试研究表明[45,49]，经过微波干燥灭菌后的成品与生药原粉相比较，细菌数和霉菌数下降 1～2 个数量级，且微波作用时间越长，灭菌效果越好。

参 考 文 献

[1] 冉小峰. 中药丸剂的起源和发展（一）[J]. 中药通报，1959，5（1）：22 – 26.

[2] 冉小峰. 中药丸剂的起源和发展（二）[J]. 中药通报，1959，5（2）：48 – 52.

[3] 张兆旺. 中药药剂学 [M]. 中国中医药出版社. 2003：371.

[4] 国家药典委员会. 中华人民共和国药典 [S]. 北京：中国医药科技出版社，2010：350 – 360.

[5] 冉懋雄. 注射用葡萄糖杂质紫外吸收度与质量关系 [J]. 中国医院药学志，1986，6（1）：21.

[6] Zhang XM, Chan CC, Stamp D, et al. Initiation and promotion of colonic aberrant crypt in rats by 5 – hydroxymethyl – 2 – furaldehyde in thermolyzed sucrose, Carcinogenesis, 1993, 14（4）：773 – 775.

[7] 鲜洁晨，张宁，冯怡，等. 中药蜜丸炼蜜过程中果糖、葡萄糖、5 – 羟甲基糠醛的热稳定性研究 [J]. 中药材，2011，34（9）：1434 – 1437.

[8] 高雅，洪燕龙，鲜洁晨，等. 物性测试仪用于制剂软材特征物理属性的表征方法研究 [J]. 药学学报，2012，47（8）：1049 – 1054.

[9] 张志文. 中药滚搓式小丸机的设计研究与改进方向 [J]. 机电信息，2005，20：13 – 17.

[10] 袁金华. 中外常用金属材料手册 [M]. 西安：西安交大出版社，1994：900，969.

［11］ 陈建农，李合利. 提高 ZW-120 型制丸机制丸质量的探讨 ［J］. 广东药学，1999，9（1）：26-27.

［12］ 唐仁寰，郑永红，刘德和. 小蜜丸生产工艺技术研究 ［J］. 现代应用药学，1994，11（3）：37.

［13］ 麦荣国. 泛制法和塑制法制微丸的比较 ［J］. 中国中医药现代远程教育，2007，5（12）：56-59.

［14］ 孙红. 制丸机和糖衣机生产水泛丸的比较 ［J］. 中成药，2001，23（6）：455-456.

［15］ 肖何. 六味地黄丸合坨工艺改进研究 ［J］. 中成药，1999，21（10）：543-544.

［16］ 王地，张瑞新，郑跃全. 全自动制丸机制备丸剂工艺探讨 ［J］. 基层中药杂志，1997，11（3）：20-21.

［17］ 卓震，刘雪东，巢建伟. 离心流动包衣造粒装置 ［J］. 化工机械，2001，28（5）：259-262.

［18］ Sarkar Studies on pellet composition and formation in extrusion-spheronization ［D］. Honors Thesis, National University of Singapore, Singapore, 2012：28.

［19］ Rowe RC. Spheronization-A novel pill-making process, Pharm. Int. 6（1985），119-123.

［20］ Koester M，Thommes M. New insights into the pelletization mechanism by extrusion/spheronization ［J］. AAPS Pharm Sci TeCh, 2010, 11：1549-1551.

［21］ Baert L, Vermeersch H, Remon JP, et al. Study of parameters important in the spheronisation process ［J］. Int J Pharm, 1993, 96：225-229.

［22］ Liew CV, Chua SM, Heng PWS. Elucidation of spheroid formation with and without the extrusion step ［J］. AAPS Pharm Sci TeCh, 2007, 8：E1-E12.

［23］ Blangue D, Sternagel H, Podczeck F, et al. Some factors influencing the formation and in vitro drug release from matrix pellets prepared by extrusion／spheronization ［J］. Int J Pharm, 1995, 119（2）：203-211.

［24］ Tomer G, Newton JM. Water movement evaluation during extrusion of wet powder masses by collecting extrudate fractions ［J］. Int J Pharm, 1999, 182：71-77.

［25］ Tomer G, Newton JM. A centrifuge technique for the evaluation of the extent of water movement in wet powder masses. ［J］. Int J Pharm, 1999, 188：31-38.

［26］ Podczeck F, Knight PE, Newton JM. The evaluation of modified microcrystalline cellulose for the preparation of pellets with high drug loading by extrusion/spheronization ［J］. Int J Pharm, 2008, 350：145-154.

［27］ Alanazi FK, Sakr WF and Sakr AA. Impact of HPMC optimization on rheological behavior of microcrystalline cellulose during wet granulation ［J］. Int J Pharm Pharm Sci, 2011, 3：262-269.

［28］ Kristensen HC, Schaefer T, A review on pharmaceutical wet granulation ［J］. Drug Det Ind Pharm, 1987, 13：803-872.

[29] Sakr WF, Ibrahim MA, Alanazi FK, et al. Upgrading wet granulation monitoring from hand squeeze test to mixing torque rheometry [J]. Saudi Pharm J, 2012, 20: 9 - 19.

[30] Chitu TM, Oulahna D, Hemati M. Wet granulation in laboratory scale high shear mixers: Effect of binder properties [J]. Powder Technol, 2011, 206: 25 - 33.

[31] Soh JLP, Liew CV, Heng PWS. Torque rheological parameters to predict pellet quality in extrusion - spheronization [J]. Int J Pharm, 2006, 315: 99 - 109.

[32] Ibrahim MA., Al - Anazi FK. Enhancement of the dissolution of albendazole from pellets using MTR technique [J]. Saudi Pharm J, 2013, 21: 215 - 223.

[33] Souto C, Rodríguez A, Parajes S, et al. A comparative study of the utility of two superdisintegrants in microcrystalline cellulose pellets prepared by extrusion - spheronization [J]. Eur J Pharm Biopharm, 2005, 61: 94 - 99.

[34] Mahrous GM, Ibarhim MA, El - Badry M, et al. Indomethacin sustained release pellets prepared by extrusion - spheronization [J]. J Drug Del Sci Technol, 2010, 20: 119 - 125.

[35] Kristensen J, Schæfer T, Kleinebudde P. Direct pelletization in a rotary processor controlled by torque measurements. I. Influence of process variables [J]. Pharm Dev Technol, 2000, 5: 247 - 256.

[36] Dukić A, Mens R, Adriaensens P, et al. Development of starch - based pellets via extrusion/spheronisation [J]. Eur J Pharm Biopharm, 2007, 66: 83 - 94.

[37] 黄洋, 栗晓斌, 米静, 等. 物料粉体学性质与中药微丸成型性相关性研究 [J]. 中国中药杂志, 2010, 35 (23): 3136 - 3138.

[38] 汪晶, 吕志阳, 吴晓燕, 等. 不同辅料对通塞脉浸膏粉物理性质及其微丸成型性的影响研究 [J]. 中国中药杂志, 2011, 36 (1): 37 - 40.

[39] Chohan RK, Newton JM. Analysis of extrusion of some wet powder masses used in extrusion/spheronisation [J]. Int J Pharm, 1996, 131: 201 - 207.

[40] Umpragn K, Chitropas P, Amarekajorm S. Influence of process variables on physical properties of the pellets using extruder and spheronizer [J]. Drug Dev Ind Pharm, 1999, 25 (1): 45 - 61.

[41] Juppo, A. Hellén, L. Pullinen - Strander, V. Application of mercury porosimetry in evaluation of extrusion - spheronisation process, Eur. J. Pharm. Biopharm., 1997, (44): 205 - 214.

[42] 刘耀, 刘青松. 挤出 - 滚圆法制备微丸的研究进展 [J]. 中国药学杂志, 2008, 43 (6): 401 - 405.

[43] 包家汉, 潘家祯. 挤出滚圆法造粒过程中载物量影响探讨 [J]. 中国医药工业杂志, 2003, 34 (7): 333 - 335.

[44] Barrau, J. P. B., Jacob B. M. The influence of spheronizer load in extrusion - spheronization. Pharmaceutical Technology & International Biophysics, 1993, 5: 66 - 70.

[45] 杨张渭, 周定君, 任琦, 等. 微波干燥灭菌工艺在丸剂生产中的应用 [J]. 中成

药, 2000, 22 (7): 468 - 470.

[46] 麻林. 中药小丸粒的微波干燥工艺与设备 [J]. 中国制药装备, 2010, 6: 34 - 38.

[47] 廖国雄, 陈伟康, 陈文洛. 一种有效提高小丸微波干燥能力及质量的装置 [J]. 医药工业设计, 2010, 31 (4): 1 - 2.

[48] 詹冬华, 郑捷, 陈佳, 等. 2 种不同方法制备六味地黄丸的对比研究 [J]. 中南药学, 2009, 7 (7): 515 - 518.

[49] 马俊峰, 王随国. 丸剂生产中应用微波干燥灭菌机的探讨 [J]. 中成药, 2005, 27 (10): 1225 - 1227.

第七章　中药固体制剂防潮技术

第一节　概　述

中药固体制剂在生产、储存、运输的过程中经常发生吸湿现象。中药制剂原料的复杂化学组成是中药固体制剂吸湿的主要原因，吸湿后容易产生黏壁、黏冲，甚至影响制剂的生产过程。中成药吸湿后，颗粒剂变软、结块，甚至呈流浸膏状；硬胶囊剂的囊壳会产生斑点，颜色变暗、变淡，内容物结块，影响囊壳崩解性能；片剂色泽加深，口含片和咀嚼片吸湿后口感变差等。

解决中药制剂的吸湿问题可从两方面着手，一是设法控制制剂原料吸湿，这样既能保证制剂过程顺利进行，又可以避免由于制剂原料吸湿而影响制剂质量；二是对制剂产品进行防潮处理，这是在制剂原料吸湿程度不至于影响成型工艺的情况下，可以通过包衣、包装等方法对成品进行防潮（moisture protection）处理。本章主要讨论制剂原料的防潮方法。

一、中药固体制剂的吸湿特点

吸湿性是指在一定温度及湿度条件下该物质吸收水分的能力或程度的特性，药物的吸湿性与空气状态有关。假设 P 表示空气中水蒸气分压，P_w 表示物料表面产生的水蒸气压。当 P 大于 P_w 时发生吸湿（吸潮）；P 小于 P_w 时发生干燥（风干）；P 等于 P_w 时吸湿与干燥达到动态平衡，此时的水分称平衡水分。平衡水分与物料的性质及空气状态有关，不同药物的平衡水分随空气状态的变化而变化。

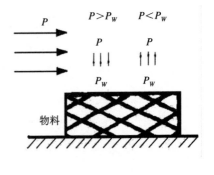

图 7 - 1　物料吸湿性示意图

中药制剂原料的吸湿性特征主要存在三种表现形式：吸湿速度快，吸湿量大；吸湿速度慢，吸湿量小；吸湿速度慢，吸湿量大。中药制剂原料吸湿性很大一部分来自于水蒸气在毛细管中的凝结，根据开尔文定律[1, 2]，表现为①粉末化的中药制剂原料，随着粉碎程度增加，粉末粒径减小，毛细管的凝结作用增强，吸湿性增强；②在其他条件不变情况下，环境的相对湿度越大，毛细管形成的饱和蒸汽压与之形成的差值越大，毛细管现象越明显，吸湿量越大；③环境的相对湿度一定时，毛细管内凝结水的量将随温度升高而减少。

中药制剂原料的吸湿过程从吸附理论角度分析属于气固吸附[3]，表面吸附通常分为单分子层吸附和多分子层吸附，几乎大部分吸附都属于多分子层吸附，可以应用经验模型如 BET 吸附模型和 GAB 模型分析研究其吸附过程。因此，可以考虑应用这两个模型研究中药制剂原料的吸湿行为。BET 模型对于相对湿度在 5% ~35% 条件下的吸湿行为，具有很好的适用性，但不适合模拟整个相对湿度（RH）范围内的吸湿行为[4]。GAB 模型被认为是最广泛应用的模型，可以应用于在 0 < RH < 90% 广泛范围和大多数物质的吸湿行为。但是 GAB 模式不适用于高淀粉含量的中药，而且只适用于单一固定温度下的 RH 数据分析，在固定温度下得到的 GAB 公式无法适用不同温度下的数据，难以体现温度对吸湿性的影响[5, 6, 7]。

二、中药固体制剂防潮方法与技术

中药制剂原料的易吸湿性是影响中药制剂过程及产品质量稳定性的主要因素，目前有关防潮技术文献报道主要有以下几种方法。

（一）通过前处理工艺除杂防潮

中药制剂原料成分复杂，其中糖类、鞣质、黏液质等成分往往是引起吸湿的主要组分，在提取工艺中去除易吸湿性成分是防止制剂原料吸湿的第一步，通过除杂还可达到减少服用量的目的。近年来常用的分离和精制方法有水提醇沉法、大孔树脂吸附法、膜滤法、絮凝沉淀法等。

水提醇沉法：通过水和不同浓度的乙醇交替处理，可以保留生物碱盐类、苷类、氨基酸、有机酸等有效成分，去除如黏液质、树胶、果胶、鞣质、多糖、蛋白质、氨基酸、无机盐类等亲水性成分，可有效防止吸湿。

大孔树脂吸附分离技术：中药提取液经大孔树脂吸附技术处理后，可有效去除大多数糖类、无机盐、黏液质等组分，所得到的精制物有效成分高度富集，杂质少，性质稳定，不易吸湿，有利于制备多种剂型。由于去除了大部分水溶性固体杂质，大大降低了浸膏的吸湿性[8]。

膜分离技术：中药有效成分的相对分子量大多在 10000 以下，而淀粉、多糖、树脂等组分的相对分子量一般均在 50000 以上。因此，采用截留相对分子量为 50,000 以下的超滤膜进行膜分离，可以提高浸膏中有效成分的含量，其吸湿性也显著降低[9]。

絮凝沉淀法：系应用吸附澄清剂（又称絮凝剂）对不稳定的胶体溶液或混悬液进行处理，使之澄清稳定的一种技术，可在保留绝大多数有效成分（包括有效高分子物质）的前提下去除提取液中的杂质，如使用果酒皂土澄清剂处理得到的黄芪提取物，其浸膏粉吸湿性降低15%[10]。

近年来许多文献报道，中药中的多糖、鞣质也可能是中药复方临床治疗的起效物质，因此，采用上述方法除杂防潮需慎重考虑。中药制剂应首先考虑临床疗效，在尚不明确药效物质基础的情况下，仅考虑以除湿为目的的"去粗取精"是不合适的。如果在制剂前处理方法已经确定的情况下，仍出现制剂原料吸湿则可以考虑以下防潮方法。

（二）采用阻湿性包裹材料

阻湿性包裹防潮是目前生产和研究过程中解决吸湿性问题的最常用方法。通常使用含有甲基纤维素、乙基纤维素等疏水性辅料作为包衣材料对易吸湿制剂进行包衣，以防止制剂在贮存期间的吸湿。蠲哮片[11]薄膜包衣后，发现其抗吸潮能力有很大改善。正蛊戒毒胶囊Ⅱ号[12]浸膏粉极易吸湿，将浸膏粉制粒、薄膜包衣后再填入胶囊，抗吸湿能力也大大增强。β-环糊精包合技术也可以降低制剂原料的吸湿性[13]。

（三）降低物料比表面积

制粒、制丸或通过其他技术降低制剂原料比表面积，可以降低物料的吸湿性。浸膏粉制成颗粒或微丸后，由于减少了表面积使吸湿性降低。中药提取液喷雾干燥效率高，所得干燥粉末均匀、含水量低，溶解性能好。但由于其比表面积大而易吸湿，一般都需要添加适量辅料进行制粒，从而降低比表面积。制粒防潮中常用辅料有乳糖、微晶纤维素等，它们的吸湿强弱为乳糖<微晶纤维素<微粉硅胶<淀粉[14]。

值得注意的是，由于不同制粒工艺所制得的颗粒形貌特征各不相同，因此，所制得颗粒的吸湿程度也可能不同[15]。

（四）其他防潮方法

选择合适的包装材料也是防止固体制剂吸湿的重要手段之一。中药固体制剂的包装材料主要有玻璃、塑料、铝塑和纯铝复合膜等。从阻滞气体通透性方面比较，玻璃＞纯铝复合膜＞镀铝复合膜＞塑料。因此，对吸潮性强的中药固体制剂应首选玻璃瓶包装，反之，可选用铝塑包装或塑料瓶包装。

控制环境湿度是降低制剂吸湿的一种简单而有效的方法。在制剂的生产和贮存过程中，严格控制环境湿度，使其低于浸膏或制剂的临界相对湿度，可以避免因吸湿所造成的种种问题。

第二节　中药固体制剂原料吸湿行为特征

制剂原料的吸湿性是导致中药制剂质量不稳定以及生产困难的主要原因之一。中药制剂原料是多组分的混合物，很难从化学组成方面分析其吸湿原因。吸附理论认为物料吸湿主要动力是水的扩散，环境中的水分子吸附于物料表面，随水分子浓度增大，内外压差促使水分逐步向内部渗透。制剂原料的孔隙率、粒径、粒子的表面性质等物理属性以及所带有的吸湿性化学基团是引起中药制剂原料吸湿的主要原因。中药制剂原料吸湿的同时也引起了如含水量、黏性、粒径、流动性等物理属性的变化，因此，我们试图通过研究制剂原料的物理属性与吸湿性之间的关系来阐明其吸湿特点，同时借鉴并应用化学动力学和热力学方法，通过数学模型模拟和考察吸湿过程中的能量变化，揭示中药制剂原料吸湿的可能机理。

一、引起影响中药制剂原料吸湿的因素分析

中药制剂原料吸湿既有物理吸附也有因亲水性化学基团引起的化学吸附。经研究发现，制剂原料吸湿性与其黏聚力、粒径分布等物理属性有关[16]。由于这些物理属性之间存在一定的交互作用，分析何种物理属性是导致中药制剂原料吸湿的主要原因，如果采用简单的相关分析和回归分析，可能存在一定的误差。因此必须借助主成分分析（PCA）和偏最小二乘回归（PLS）等统计学方法，降低这些交互作用对分析结果产生的影响。其中，主成分分析（PCA）是分析多变量问题的统计方法之一，可以将原来具有相关性的多变量减少为能够尽可能保持原有信息的新变量，且新变量间两两不相关。同理，偏最小二乘回归（PLS）是在提取主成分的基础上，克服了变量间的相关性对回归分析的干扰，可处理小样本量、多变量且变量间存在严重交互作用的统计学问题。

我们选用了 16 种中药制剂原料，测定了它们的吸湿特性参数和其他物理属性参数，采用 PCA 和 PLS 回归分析模型，应用其中的 cross – validation 和 Jack-knifing 方法[17,18,19]进行数据分析。在分析过程中将吸湿特性参数如平衡吸湿量

（balacedmoisture content）、吸湿初速度（moisture initial velocity）、吸湿加速度（moisture absorption acceleration）设定为因变量；粒径分布（D_{50}）、水溶特性（water soluble characteristic）、黏性（cohesion）、球形度（sphericity）等物理属性参数设定为自变量，所有变量均按标准差的倒数作为权重进行预处理。

将制剂原料的含水量、黏性、粒径分布与吸湿特性参数（平衡吸湿量、吸湿初速度、吸湿加速度）进行主成分分析，在基本保留原数据信息的前提下，将上述具有相关性的变量简化为 2 个相互独立的主成分。从图 7－2 可知，制剂原料的吸湿性主要由其水溶特性决定，并体现在第一主成分的得分上。同时，制剂原料的黏性、粒径分布等物理属性对其吸湿性也具有一定的影响作用，并体现于第二主成分的得分上，即当两种制剂原料水溶特性相近时，两者的黏性、粒径分布等物理属性的差异决定了吸湿性的大小。

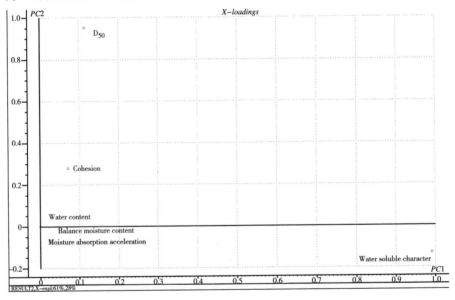

图 7－2　中药制剂原料吸湿性与其他物理属性 PCA 荷载图

以中药制剂原料的其他物理属性参数如粒径分布、水溶特性、黏聚力等为自变量，吸湿特性参数为因变量，采用 PLS－2 模型进行回归分析。结果表明，前两个主成分可以分别解释自变量的 83%（61% 和 12%）和因变量的 46%（39% 和 7%）的信息，从图 7－3 中可知，除黏聚力、粒径分布、水溶特性外，大部分物性参数包括 6 个自变量的平方及任意自变量之间的乘积非常接近原点。表明这些参数与模型相关性较小，即所研究的物性参数与吸湿特性参数之间不存在显著的非线性相关关系。

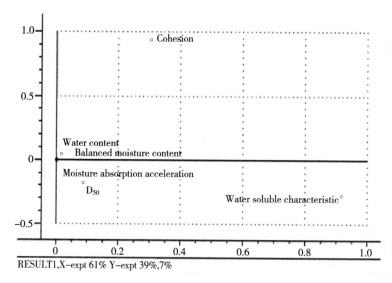

RESULT1,X-expt 61% Y-expt 39%,7%

图7-3 中药制剂原料吸湿性与其物性 PLS-2 分析荷载图

我们又分别以平衡吸湿量、吸湿初速度、吸湿加速度作为因变量，含水量、粒径分布、水溶特性、黏聚力等物理特性参数作为自变量，通过 PLS-1 模型进行回归分析，回归系数见表7-1。

表7-1 中药制剂原料吸湿性与其他物性参数 PLS-1 回归系数

自变量	因变量		
	平衡吸湿量（%）	吸湿初速度（g/h）	吸湿加速度（g/h²）
含水量	↑↑	↓	↑
粒径	↑↑	↓↓	↑
圆整度	×	×	×
球形度	×	↓↓	×
水溶特性	↑↑	↑↑	↓↓
黏性	↑↑	↑↑	↓↓
［含水量］×［粒径］	×	↑	↓
［含水量］×［水溶特性］	×	×	↓
［含水量］×［黏性］	↑	↑	↓
［粒径］×［水溶特性］	×	×	×
［粒径］×［黏性］	×	×	×
［水溶特性］×［黏性］	×	↑	↓
［含水量］²	×	↑	↓

续表

自变量	因变量		
	平衡吸湿量（%）	吸湿初速度（g/h）	吸湿加速度（g/h²）
［粒径］²	↓	↓	↑
［圆整度］²	×	×	×
［球形度］²	×	×	↓
［水溶特性］²	×	×	×
［黏性］²	↑	×	↓
自变量方差（%）	47	27	46
因变量方差（%）	73	87	86

注：↑标示正相关关系；↓标示负相关关系；×标示无相关关系。$P=0.05$。

结果表明，模型能够解释大于70%的因变量信息，其中含水量、粒径分布、水溶特性和黏聚力与3个吸湿特性参数均有较好的相关关系。其中，平衡吸湿量与含水量、粒径分布、水溶特性和黏聚力呈正相关关系；吸湿初速度与含水量粒径分布、凸起度呈负相关关系，与水溶特性和黏聚力呈正相关关系；吸湿加速度与含水量粒径分布呈正相关关系，与水溶特性和黏聚力呈负相关关系。

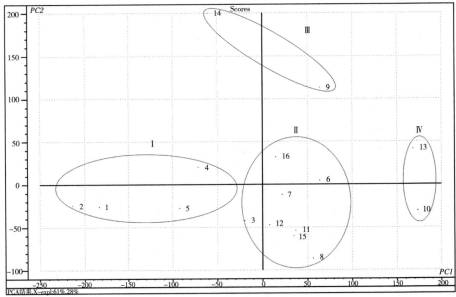

图 7 - 4　中药制剂原料吸湿性与其他物理属性 PCA 得分图

（1~16 分别代表 16 种制剂原料）

根据主成分分析得分，如图 7 - 4，结合图 7 - 2 的结论，根据不同物料的主成分得分及各主成分中物理属性所占权重大小可以将所研究的 16 种中药制剂原料初步分为与中药制剂原料水溶特性（亲水性）、粒径（比表面）、黏性（颗粒的内聚力）、球形度（颗粒表面粗糙程度）相关的 4 种类型。

二、中药制剂原料吸湿的行为特征

中药制剂原料的吸湿过程主要分为 2 个阶段：第一阶段是通过气体的流通，空气中的水分通过粉体表面接触，第二阶段是水分从粉体表面向内部扩散。在这个假设的前提下，19 世纪 80 年代研究人员应用迭代逼近法[20,21]、吸附 - 解吸附水分迁移（SDMT）法[22]研究了药物制剂和辅料的吸湿过程，发现其吸湿行为基本符合 GAB 模型，前期研究中我们也发现中药制剂原料的吸湿过程同样也符合 GAB 模型。

中药制剂原料吸湿行为包括吸湿速度和程度两个方面，我们借鉴化学动力学和经典吸附理论的方法及方程，进行了中药制剂原料的吸湿动力学和吸湿热力学研究，初步解析了中药制剂原料的吸湿行为特征。

（一）吸湿动力学特征

中药制剂原料的吸湿过程一般是发生在原料表面的一种汽 - 固吸附平衡过程。由于吸湿过程中除了吸附现象外，还伴随着水分向中药制剂原料内部扩散的过程，因而可以借鉴化学反应动力学原理、固 - 液吸附理论和 Fick 定律进行微观分析和宏观描述。

1. 基于简单级数方程的吸湿行为模拟

（1）一级方程模拟

中药制剂原料的吸湿过程随着吸收水分的增加，其吸湿速度逐渐减慢，类似于化学反应中的一级反应动力学过程。因此可以将中药制剂原料吸湿过程模拟为一级反应过程，其方程称为一级方程。

$$r = \frac{\mathrm{d}W_a}{\mathrm{d}t} = kW \qquad (式 7 - 1)$$

式中，r 为吸湿速度，w 为吸湿量，W_a 为 t 时刻的吸湿量，k 为反应速率常数，亦可称之为吸湿系数，k 值越大，表明制剂原料吸湿性越强。

上式移项并积分得到

$$\int_{W_0}^{W_a} \frac{\mathrm{d}W_a}{W} = \int_0^t k\mathrm{d}t \qquad (式 7 - 2)$$

转化为指数形式为

$$W_a = W_0 \cdot exp(kt)$$ （式7-3）

上式等号两边取自然对数则得到以下吸湿一级反应方程

$$\ln W_a = \ln W_0 + kt$$ （式7-4）

将各样品吸湿量的自然对数值对时间进行拟合，得到上述一级反应方程。通过此方程即可计算出不同中药制剂原料的吸湿系数。

表7-2　吸湿数据一级反应分析结果（吸湿量按100g样品计）

样品	一级反应方程	R	k（$\times 10^{-3}$）
益母草生物碱提取物	$\ln(W) = 0.5489 + 0.0257t$	0.9159	25.7
麦冬皂苷提取物	$\ln(W) = 1.5198 + 0.0136t$	0.956	13.6
川芎提取物	$\ln(W) = 1.4791 + 0.0131t$	0.9628	13.1
麦冬多糖提取物	$\ln(W) = 1.3949 + 0.0129t$	0.9513	12.9
双黄连提取物	$\ln(W) = 1.7677 + 0.0116t$	0.9428	11.6
乌药鞣质提取物	$\ln(W) = 1.6187 + 0.0106t$	0.9378	10.6
酸枣仁皂苷提取物	$\ln(W) = 1.6001 + 0.0103t$	0.9527	10.3
调经益母片提取物	$\ln(W) = 2.1945 + 0.0090t$	0.9439	9
天麻提取物	$\ln(W) = 1.4485 + 0.0088t$	0.9395	8.8
芍药苷提取物	$\ln(W) = 1.0416 + 0.0084t$	0.9994	8.4
知母皂苷提取物	$\ln(W) = 1.7362 + 0.0079t$	0.9479	7.9
夏枯草多糖提取物	$\ln(W) = 0.9397 + 0.0073t$	0.9705	7.3
复方党参片提取物	$\ln(W) = 2.3241 + 0.0056t$	0.9367	5.6
儿茶鞣质提取物	$\ln(W) = 1.1250 + 0.0049t$	0.9518	4.9
甘草黄酮提取物	$\ln(W) = 0.2553 + 0.0047t$	0.9758	4.7
川芎有机酸提取物	$\ln(W) = 1.5354 + 0.0045t$	0.8573	4.5

结果表明，应用一级方程模型拟合中药制剂原料的吸湿行为，在某种程度上可以表征中药制剂原料的吸湿性，吸湿系数越大，则吸湿性越强，吸湿达到平衡所需的时间越长。但吸湿系数只能从吸湿速度方面表征制剂原料的吸湿特性，尚不能体现制剂原

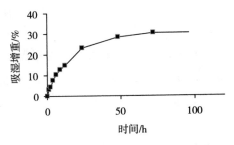

图7-5　某中药制剂原料吸湿时间曲线

料的吸湿程度。

（2）二项式模拟

从中药制剂原料吸湿时间曲线（图7-5）可以看出，中药提取物吸湿时间曲线类似于一元二次方程 $y = ax^2 + bx + c(a < 0)$ 曲线中的左半段。因此，吸湿时间曲线数据亦可按照二项式回归处理，得到吸湿二项式方程：

$$W = at^2 + bt + c \qquad (式7-5)$$

式中，W 为吸湿量，t 为时间，a、b、c 分别为常数。

对上述吸湿方程对时间进行一阶求导得到吸湿速度（r）方程

$$r = \frac{dw}{dt} = 2at + b \qquad (式7-6)$$

当 $t = 0$ 时，吸湿初速度 $r_0 = b$；对上述吸湿速度方程再进行一阶求导，得到中药制剂原料的吸湿加速度 $r' = 2a$。从图中可以看出，中药制剂原料吸湿速度是不断变化的，类似于物理学上的均匀直线加速度运动，吸湿加速度亦为一定值。

表7-3　中药制剂原料吸湿数据二项式回归分析结果（吸湿量按100g样品计）

样品	吸湿方程	R	吸湿速度方程	吸湿初速度（g/min）	吸湿加速度（$\times 10^{-3}$g/min^2）
益母草生物碱提取物	$W = 0.0002t^2 + 0.0966t - 0.2817$	0.9933	$r = 0.0004t + 0.0966$	0.0966	0.4
调经益母片提取物	$W = -0.0025t^2 + 0.3892t + 0.3753$	0.9959	$r = -0.0050t + 0.3892$	0.3892	-5.0
复方党参片提取物	$W = -0.0033t^2 + 0.43t + 0.6667$	0.9858	$r = -0.0066t + 0.43$	0.4300	-6.6
双黄连提取物	$W = -0.0014t^2 + 0.2617t + 0.1115$	0.9993	$r = -0.0028t + 0.2617$	0.2617	-2.8
麦冬皂苷提取物	$W = -0.0008t^2 + 0.1993t + 0.0806$	0.9996	$r = -0.0016t + 0.1993$	0.1993	-1.6
川芎提取物	$W = -0.0009t^2 + 0.1931t + 0.0923$	0.9993	$r = -0.0018t + 0.1931$	0.1931	-1.8
麦冬多糖提取物	$W = -0.0009t^2 + 0.1829t + 0.0446$	0.9998	$r = -0.0018t + 0.1829$	0.1829	-1.8

续表

样品	吸湿方程	R	吸湿速度方程	吸湿初速度（g/min）	吸湿加速度（$\times 10^{-3}$g/min^2）
酸枣仁总皂苷提取物	$W = -0.0012t^2 + 0.2136t + 0.1955$	0.9966	$r = -0.0024t + 0.2136$	0.2136	-2.4
乌药鞣质提取物	$W = -0.0013t^2 + 0.2252t + 0.1194$	0.9989	$r = -0.0026t + 0.2252$	0.2252	-2.6
知母皂苷提取物	$W = -0.0017t^2 + 0.2417t + 0.3006$	0.9927	$r = -0.0034t + 0.2417$	0.2417	-3.4
双黄连微囊	$W = -0.0017t^2 + 0.239t + 0.3151$	0.9913	$r = -0.0034t + 0.239$	0.2390	-3.4
天麻提取物	$W = -0.0012t^2 + 0.1855t + 0.1668$	0.9965	$r = -0.0024t + 0.1855$	0.1855	-2.4
乌药鞣质微囊	$W = -0.0012t^2 + 0.1787t + 0.2680$	0.9893	$r = -0.0024t + 0.1787$	0.1787	-2.4
川芎有机酸提取物	$W = -0.0016t^2 + 0.1977t + 0.2733$	0.9872	$r = -0.0032t + 0.1977$	0.1977	-3.2
芍药苷提取物	$W = -0.0007t^2 + 0.1118t + 0.2693$	0.9754	$r = -0.0014t + 0.1118$	0.1118	-1.4
夏枯草多糖提取物	$W = -0.0007t^2 + 0.1063t + 0.1732$	0.9870	$r = -0.0014t + 0.1063$	0.1063	-1.4
儿茶鞣质提取物	$W = -0.001t^2 + 0.1276t + 0.2337$	0.9788	$r = -0.002t + 0.1276$	0.1276	-2.0
甘草黄酮提取物	$W = -0.0004t^2 + 0.0524t + 0.1113$	0.9716	$r = -0.0008t + 0.0524$	0.0524	-0.8

中药制剂原料吸湿性的强弱是由吸湿初速度与吸湿加速度共同决定的。一般吸湿性较强物料的吸湿初速度较大，见表7-3。但吸湿初速度不能完全体现吸湿特征，吸湿加速度体现了吸湿速度的变化，一般呈负值，表示制剂原料的吸湿速度随时间延长而逐渐降低。

从上述拟合结果分析，一级吸湿方程模拟得到的吸湿系数，事实上并不能代表真正的吸湿特征，没有理论意义。而二项式模拟得到的吸湿速度和吸湿加速度则能较好地反映出中药制剂原料的吸湿过程是一个动态过程的内涵。

2. 基于 Fick 扩散定律的吸湿行为模拟

Fick 扩散定律是描述气体扩散现象的宏观规律，这是生理学家 Fick 于 1855 年发现的。包括两个内容：①在单位时间内通过垂直于扩散方向的单位截面积的扩散物质流量与该截面处的浓度梯度成正比，也就是说，浓度梯度越大，扩散通量越大，这就是 Fick 第一定律。②Fick 第二定律是在第一定律的基础上推导出来的。Fick 第二定律指出，在非稳态扩散过程中，在距离 x 处，浓度随时间的变化率等于该处的扩散通量随距离变化率的负值，见图 7 - 6。

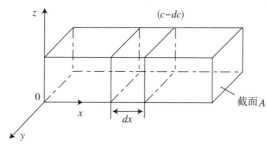

图 7 - 6　Fick 第二定律导出示意图

应用 Fick 定律检验中药制剂原料的吸湿时间曲线，并以一阶渐进模型[23,24]和 Peleg 模型[25,26,27]拟合，研究中药制剂原料的吸湿动力学，预测吸湿速率常数。

根据单相吸湿模型和 Fick 定律[28,29]，在吸湿的初始阶段，物料吸收的水分的质量随着时间的平方根线性增加，然后增加逐渐变缓，直到达到饱和状态。因此，在中药制剂原料吸湿的初始阶段，可以根据式 7 - 7 中 n 的数值进行吸湿模型归类，若 $n = 0.5$，则过程符合 Fick 扩散定律；若 $0.5 < n < 1$，则过程属于非 Fick 扩散[30]，

$$\frac{M_t}{M_\infty} = kt^n \qquad （式 7 - 7）$$

其中，M_t 为 t 时刻的吸湿量；M_∞ 为平衡吸湿量；将式 7 - 7 进行线性转化后得到式 7 - 8，k 和 n 的数值可以通过其截距进行计算。

$$\ln\frac{M_t}{M_\infty} = \ln k + n\ln t \qquad （式 7 - 8）$$

式中，$k = e^{截距}$。　　　　　　　　　　　　　　　　　　（式 7 - 9）

Fick 第二定律的各种数学表达式被广泛应用于各种物料的吸湿过程研究[31,32,33,34]。采用一阶渐进模型和 Peleg 模型，对符合 Fick 扩散定律的中药制剂原料吸湿数据进行模拟，以相关系数作为指标，优选模型后得到吸湿速率

常数。

$$一阶渐进模型：M_t = M_\infty + (M_0 - M_\infty)e^{-kt} \qquad （式7-10）$$

式中，M_t 为 t 时刻的吸湿量；M_∞ 为平衡吸湿量；k 为吸湿速率常数，表征中药制剂原料吸湿的相对速度。

$$\text{Peleg 模型：} M_t = M_0 + \frac{t}{k_1 + k_2 t} \qquad （式7-11）$$

式中，M_t 为 t 时刻的吸湿量；k_1 与平衡吸湿量负相关；k_2 与初始吸湿量负相关。

用 Fick 第二定律来描述其吸湿行为如式7-12。

$$\frac{\partial M}{\partial t} = D\frac{\partial^2 M}{\partial^2 Z} \qquad （式7-12）$$

式中，D 为扩散系数，M 为吸湿率，t 为吸湿时间，Z 为试样厚度。

对于厚度为 h 的试样，t 时间时试样的吸湿率 M_t 与平衡吸湿率 M_∞ 的关系如式7-13。

$$M_t = M_\infty\left\{1 - \frac{8}{\pi^2}\Sigma_{n=0}\frac{1}{(2n+1)}\exp\left[-\left(\frac{D_t}{h^2}\right)\pi 2(2n+1)^2\right]\right\}$$
$$（式7-13）$$

将式7-14简化如下：

$$M_t = M_\infty\sqrt{\frac{Dt}{\pi \cdot h^2}} \qquad （式7-14）$$

则，扩散系数 $D = \dfrac{\pi}{16M_\infty^2}\left[\dfrac{M_t}{\sqrt{t/h}}\right]^2$。

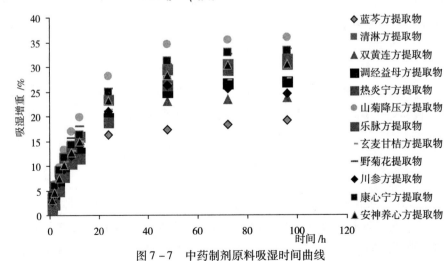

图7-7　中药制剂原料吸湿时间曲线

按式 7 – 8、式 7 – 9、式 7 – 10 推导，计算得到吸湿数据拟合方程的系数 n 和 k，在上述 12 种中药制剂原料（吸湿时间曲线见图 7 – 7）中除清淋方、调经益母方、热炎宁方等制剂原料的吸湿过程属于非 Fick 扩散外，其余中药制剂原料均属于 Fick 扩散。

按式 7 – 14 将中药制剂原料的吸湿量与 $\left[\dfrac{M_t}{\sqrt{t/h}}\right]^2$ 进行线性回归，进一步计算得到扩散系数 D，结果见表 7 – 4 和图 7 – 8。

表 7 – 4　中药制剂原料吸湿扩散系数

样品	平衡吸湿量（%）	$\left[\dfrac{M_t}{\sqrt{\dfrac{t}{h}}}\right]^2$（m/h$^{1/2}$）	D（m^2/h）
蓝芩方提取物	21.2648 ± 0.1880	3.13×10^{-3}	1.16×10^{-7}
清淋方提取物*	/	/	/
双黄连方提取物	23.7179 ± 0.2038	5.26×10^{-3}	1.74×10^{-3}
调经益母方提取物*	/	/	/
热炎宁方提取物*	/	/	/
山菊降压方提取物	38.0581 ± 0.5215	14.83×10^{-3}	3.06×10^{-3}
乐脉方提取物	32.8799 ± 0.5417	10.99×10^{-3}	2.62×10^{-3}
玄麦甘桔提取物	29.7486 ± 0.8485	8.19×10^{-3}	2.16×10^{-3}
野菊花提取物	39.3985 ± 0.7214	12.43×10^{-3}	2.48×10^{-3}
川参方提取物	27.2347 ± 0.7746	7.74×10^{-3}	2.23×10^{-3}
康心宁方提取物	35.0673 ± 0.9604	12.72×10^{-3}	2.85×10^{-3}
安神养心方提取物	33.7059 ± 0.9803	11.34×10^{-3}	2.64×10^{-3}

注：＊为不符合 Fick 扩散定律。

扩散系数与平衡吸湿量相关，一般来说，扩散系数越大，平衡吸湿量越大，这是由于扩散系数 D 增大时水分子更加容易克服位垒进行跃迁，表现为分子运动加剧，分子间作用力减弱，加速形成分子间空隙，有利于水分进入。从吸湿的速度来看，一般表现为初始速度快，以后逐渐减慢。初始速度快，是由于中药提取物表面的亲水基团与空气中的水分子很快缔合，但由于向内层扩散时有一个过程，速度减慢。且当内外层水分子的浓度相差越小时，则吸湿速度越慢。

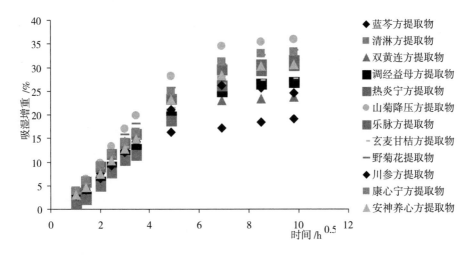

图 7 – 8　中药制剂原料吸湿量 – $\sqrt{t}$ 图

3. 基于经验吸附模型的吸湿行为模拟

中药制剂原料的吸湿过程也是一个气 – 固吸附过程，因而可利用物理化学的表面吸附原理对其进行研究。表面吸附可分为单分子层吸附与多分子层吸附，单分子吸附模型主要有 Langmuir 模型，而多分子层吸附模型的数学公式较多，常用的有 BET 模型、GAB 模型等。研究方法是将中药制剂原料置于在相同温度、不同湿度环境中，取不同时间点的吸湿数据直至达到吸湿平衡，应用 Langmuir、BET、GAB、Smith 等吸附模型进行拟合，得到中药制剂原料的吸湿模型参数，可客观地描述中药制剂原料吸湿的行为。

（1）Langmuir 模型[35]

Langmuir 吸附又称为单分子吸附，是兰格缪尔于 1916 年，根据大量的实验事实，用动力学理论提出的固体对气体的吸附理论。其数学模型公式为

$$V = V_\mathrm{m} \frac{bp}{1 + bp} \qquad （式 7 – 15）$$

式中，V 代表压力为 p 时实际吸附的气体体积，V_m 代表单分子层吸附饱和的气体体积，b 为吸附系数。将上式经数学变换后可得

$$\frac{p}{V} = \frac{1}{bV_\mathrm{m}} + \frac{p}{V_\mathrm{m}} \qquad （式 7 – 16）$$

若以 p/V 对 p 作图得一直线，则表明物料的固 – 气吸附符合 Langmuir 模型。

（2）BET 模型

在 Langmuir 吸附理论的基础上，1938 年 Brunauer、Emmet 和 Teller 三人提出了多分子层的气固吸附理论，简称 BET 吸附理论。其数学模型公式为

$$V = V_{\mathrm{m}} \frac{Ca_w F}{(1 - a_w)[1 + (C - 1)a_w]} \qquad (式7-17)$$

式中，a_w 为相对湿度，C 为模型能量常数，其他同 Langmuir 模型。

与 Langmuir 理论不同之点在于：他们假定吸附为多分子层，第一层是固体表面分子与吸附质分子间的分子间力，第二、三层及其余各层吸附的是吸附质分子之间的分子间力。

BET 模型被广泛地应用于描述固体对水蒸气的吸附过程，特别是 Ⅱ 型等温吸附体系。在某些情况下，也适合于描述 Ⅰ、Ⅲ 和 Ⅳ 型等温吸附过程[36]。BET 模型一个重要的应用是被国际理论和应用化学学会（International Union of Pure and Applied Chemistry）批准用于计算固体物料的表面积[37]，但该模型适合于相对湿度在50%以下的湿度范围内。

（3）GAB 模型

GAB 模型被认为是最为广泛应用的模型，可以应用于相对湿度10% ~ 90%的广泛范围。其方程为

$$V = V_{\mathrm{m}} \frac{CKa_w}{(1 - Ka_w)[1 + (C - 1)Ka_w]} \qquad (式7-18)$$

式中，K 为模型能量常数，其他同 Langmuir 模型。

GAB 模型也可用于计算单分子层饱和吸附值，在食品和农产品领域应用十分广泛[38,39]。GAB 模型被"关于食品物性的欧洲工程集团 COST 90"（European Project Group COST 90 on the Physical Properties of Foods）推荐为用于表征食品物料吸水特性的基础公式[40]。

（4）Smith 模型[38]

其方程为

$$V = a + b\ln(1 - a_w) \qquad (式7-19)$$

式中，a 和 b 均为模型能量常数，其他同 Langmuir 模型。

（5）Halsey 模型[38]

其方程为

$$V = [-A/(\ln a_w)]1/B \qquad (式7-20)$$

式中，A 和 B 为模型常数，其他同 Langmuir 模型。

（6）Henderson 模型[38]

其方程为

$$V = [-\ln(1 - a_w)/A]1/B \qquad (式7-21)$$

式中，A 和 B 为模型常数，其他同 Langmuir 模型。

（7）Peleg 模型[38]

其方程为

$$V = K_1 a_w^{n_1} + K_2 a_w^{n_2} \qquad （式 7 - 22）$$

式中，K_1、K_2、n_1、n_2 均为模型常数，其他同 Langmuir 模型。

我们选用具有显著吸湿性的中药制剂原料乌药提取物（含鞣质）和双黄连制剂浸膏。首先将制剂原料进行微囊化处理以降低其吸湿性，得到两组防潮处理前后的制剂原料。由表 7 - 5 可知，将两组防潮处理前后的吸湿数据采用 6 种吸附模型进行拟合，其中 GAB 与 Peleg 模型的相关系数较高，标准误差与相对预测误差较低，拟合性较好；BET、Smith、Halsey、Henderson 模型的相关系数相对较低，标准误差与相对预测误差相对较高，拟合性较差。尽管 Peleg 模型有较好的预测性，但它只是经验或半经验的纯数学模拟，不能对物料的吸湿特性进行深入解释。BET 与 GAB 模型虽然都可以反映物料的单分子层吸附饱和值（V_m）以及吸附能常数，但 BET 模型适用范围太窄，拟合性较差。而 GAB 模型适合于较宽的相对湿度范围。因此，六种模型中 GAB 模型最适合于中药制剂原料的表面吸附行为研究。

表 7 - 5　四种中药制剂原料 BET、GAB、Smith、Halsey、Henderson、Peleg 模型拟合结果

模型	参数	样品			
		乌药鞣质浸膏	乌药鞣质微囊	双黄连浸膏	双黄连微囊
BET	V_m	3.04	2.26	4.65	2.05
	C	2.15	4.68	5.07	1.87×10^{27}
	R^2	0.9974	0.9990	0.9982	0.9848
	S	0.32	0.16	0.43	0.56
	E	10.45	6.95	15.20	9.83
GAB	V_m	4.69	2.53	5.83	4.87
	C	0.73	2.66	1.87	0.86
	K	0.97	0.99	0.98	0.91
	R^2	0.9996	0.9993	0.9995	0.9987
	S	0.14	0.14	0.25	0.18
	E	4.50	5.91	6.58	6.83
Smith	A	-9.31	-6.07	-12.49	-4.40
	B	-17.52	-12.84	-26.54	-11.49
	R^2	0.9736	0.9686	0.9741	0.9906
	S	1.04	0.87	1.63	0.45
	E	34.11	24.22	48.50	19.16

续表

模型	参数	样品			
		乌药鞣质浸膏	乌药鞣质微囊	双黄连浸膏	双黄连微囊
Halsey	A	3.11	2.86	6.40	4.48
	B	1.01	1.06	1.07	1.23
	R^2	0.9969	0.9991	0.9988	0.9927
	S	0.35	0.14	0.35	0.39
	E	14.96	6.93	16.18	12.30
Henderson	A	0.38	0.39	0.25	0.29
	B	0.53	0.56	0.57	0.67
	R^2	0.9984	0.9935	0.9957	0.9981
	S	0.25	0.38	0.64	0.20
	E	10.72	15.95	27.22	9.01
Peleg	K_1	64.27	58.42	108.60	35.60
	n_1	12.19	14.92	13.94	6.82
	K_2	17.29	13.49	28.86	6.18
	n_2	2.20	1.88	1.96	0.79
	R^2	0.9996	0.9996	0.9970	0.9996
	S	0.14	0.11	0.21	0.12
	E	4.89	4.69	4.48	3.33

通过动力学方程、Fick 扩散定律和经典吸附理论等不同的吸湿动力学模拟，可以初步确定，对于大多数中药制剂原料而言，其吸湿过程属于多分子层吸附，同时符合 Fick 扩散定律的变速吸附过程。

（二）吸湿热力学机理

根据热力学第二定律，在固 - 液吸附过程中，水分子由三维空间转移到固态物质表面上，几乎失去了平动运动，伴随着熵（S）的减少（$S < 0$）。另外，由于吸附过程是自发过程，据 Gibbs 函数减少原理，$\Delta G < 0$。根据热力学公式 $\Delta G = \Delta H - T\Delta S$ 可知，吸附过程 $\Delta H < 0$，ΔH 称为吸附热。此结果表明，吸附过程是放热过程。一般说来，气体的吸附过程相当于蒸气的液化，所以总是放热的。

吸湿等温线是吸湿性研究中常用的工具与方法之一，将吸湿量作为相对湿度即水蒸气分压的函数，因此在吸附量恒定的情况下，吸附平衡服从克劳修斯－克拉伯龙方程 $\left(\dfrac{\partial \ln P}{\partial T}\right)_{\theta} = -\dfrac{\Delta H_S}{RT^2}$。其中，$P$ 为水蒸气的分压，T 为温度，R 为气体常数，ΔH_S 为吸湿热。假设物料的吸湿过程是一个放热过程，且吸湿热与吸湿温度无关，将 $\dfrac{d(1/T)}{dT} = -1/T^2$ 代入克劳修斯－克拉伯龙方程后，则 $\left(\dfrac{\partial \ln P}{\partial (1/T)}\right)_{\theta} = \dfrac{\Delta H_S}{RT^2}$。如果可以测得物料在不同温度下的吸湿量及分压，则其吸湿热可以通过公式 $\Delta H_S = -R\dfrac{\ln\left(\dfrac{P_2}{P_1}\right)}{1/T_2 - 1/T_1}$ 进行计算。过程的吉布斯自由能变化 $\Delta G = -RT\ln K$，其中平衡常数 $K = P/P_0$（P 为水的饱和蒸气压，P_0 为制剂原料吸附的水分的实际蒸气压）。相应地，过程的熵变可以通过公式 $\Delta G = \Delta H - T\Delta S$ 计算。

将中药制剂原料进行脱湿恒重处理，并在 0 ~ 90% 的相对湿度范围内在 2 个不同的温度下进行吸附－解吸附平衡，如图 7 - 9。通过吸湿率和水蒸气的实际分压结合上述公式计算得到焓、吉布斯自由能和熵。

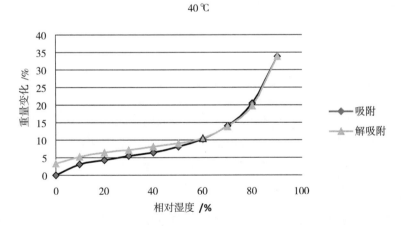

图 7 - 9　中药制剂原料在不同温度下的吸湿等温线

从表 7 - 6 中可以看出，由 30℃ 至 40℃、不同吸附率计算得到的制剂原料吸附热大于水在该温度条件下的汽化热（43.99kJ），说明在上述条件下中药制剂原料吸附的水分主要是水分子与中药制剂原料之间的相互作用。

表7-6　某中药制剂原料的焓、吉布斯自由能、熵

吸湿率（%）	吸附热（kJ/mol）	自由能（kJ/mol）	熵（kJ/mol）
5.36	-49.54	-3.20	-0.17
8.21	-60.54	-1.83	-0.20
10.28	-47.43	-1.36	-0.16
13.41	-47.59	-0.99	-0.16
19.11	-47.68	-0.66	-0.16

由图7-9可知，中药制剂原料的吸湿等温线为Ⅱ型吸附机理，蒸气先形成单分子层吸附，接着形成多分子层吸附。从图中可以看出在两个温度条件下，中药制药原料的吸湿过程中由于吸附和解吸附的路径实际上并不重叠，导致吸湿等温线中部形成一个滞后环，温度40℃时的滞后环略窄于30℃。形成这种现象的主要原因是温度升高时，水分的扩散系数变大，水分更加容易从内部移动到中药制剂原料的表面。

从研究结果分析，中药制剂原料的吸湿属于自发的放热过程。从热力学角度佐证了中药制剂原料的吸湿行为符合GAB模型的多分子层吸附。

第三节　中药制剂原料的防潮技术及其应用

前面我们对制剂原料的吸湿特性进行了定性和定量描述，并总结出一些关于吸湿特性的规律。本节选择了多种吸湿强弱不同的中药制剂原料作为研究对象，依次采用粒子复合法、粒子包覆法、相分散法等方法，对中药制剂原料进行防潮处理。测定了防潮前后中药制剂原料的平衡吸湿量、吸湿初速度、吸湿加速度等参数，研究了不同防潮方法的适宜范围。

一、物理混合法

将制剂原料和防潮辅料在高速剪切和搅拌作用下充分混合，物料在这些作用力下被迅速分散，并受到强大的冲击作用，同时也受到粒子间的相互压缩、摩擦、剪切、撞击等多种力的作用，在短时间内均匀地完成固定、成膜或球形化处理，达到粒子复合的目的。其影响因素主要有辅料种类及粒径、辅料用量、混合时间、混合速度等。

以女金胶囊（2010版《中国药典》一部）等中药制剂原料为研究对象，

考察了乳糖、丙烯酸树脂、乙基纤维素等辅料和制剂原料进行粒子复合法后其吸湿性的影响。研究结果表明，物理混合法对于极易吸湿类项下第Ⅱ类（关于中药制剂原料吸湿性分类，详见本书第二章第二节）中药制剂原料的防潮效果较好，选择具有一定疏水性的防潮辅料如乙基纤维素等，可以达到降低吸湿性的目的，见表7-7。

表7-7　不同制剂原料经物理混合法防潮后的吸湿性变化

处方名称	类别	平衡吸湿量（%）	吸湿初速度（g/h）	吸湿加速度（g/h²）	是否达到防潮目的
胆宁方提取物	Ⅱ	20.654	1.6332	-0.0648	
胆宁方防潮后产物		16.619	1.2067	-0.0560	是
女金方提取物	Ⅱ	23.809	1.5988	-0.0776	
女金方防潮后产物		15.569	1.0835	-0.0408	是
清喉咽方提取物	Ⅰ	26.428	1.9163	-0.1508	
清喉咽方防潮后产物		19.550	1.3718	-0.0530	否
热炎宁方提取物	Ⅱ	30.461	1.4352	-0.0538	
热炎宁方防潮后提取物		24.360	1.7790	-01294	是
调经益母方提取物	Ⅰ	27.014	1.7303	-0.0898	
调经益母方防潮后产物		21.513	1.6289	-0.1122	否
乐脉方提取物	Ⅰ	32.880	2.4346	-0.1998	
乐脉方防潮后产物		24.200	2.1953	-0.2692	否
清淋方提取物	Ⅰ	30.320	1.9401	-0.1576	
清淋方防潮后产物		27.484	2.0741	-0.1334	否
玄麦甘桔方提取物	Ⅰ	29.749	2.3047	-0.1922	
玄麦甘桔方防潮后产物		26.381	2.0770	-0.1408	否
蓝芩方提取物	Ⅰ	21.043	2.1340	-0.1762	
蓝芩方防潮后产物		16.430	1.6506	-0.1022	否

二、粒子包覆法

粒子包裹法主要是采用水不溶性包裹物质为囊材，通过喷雾干燥等方法在干燥过程中将药物包裹其中，在药物外面形成一层水不溶性保护膜，阻碍水分的进入，从而达到减缓吸湿速度和吸湿量的一种防潮方法。其影响因素主要有辅料种类及用量、喷雾速度、雾滴大小、干燥温度等。

以珍菊降压片中的野菊花提取物等中药制剂原料为研究对象，考察了不同防潮方法对其吸湿性的影响。研究结果表明，粒子包覆法适宜于极易吸湿类项下第 I 类中药制剂原料的防潮，选择具有一定疏水性的防潮辅料如丙烯酸树脂类等可以达到降低吸湿性的目的。

表 7-8　不同制剂原料经粒子包覆法防潮后的吸湿性变化

处方名称	类别	吸湿量（%）	吸湿初速度（g/h）	吸湿加速度（g/h²）	是否达到防潮目的
乐脉方提取物	I	32.880	2.4346	-0.1998	
乐脉方防潮后产物		26.979	1.5927	-0.1422	是
清淋方提取物	I	30.320	1.9401	-0.1576	
清淋方防潮后产物		26.558	1.5518	-0.109	是
玄麦甘桔方提取物	I	29.749	2.3047	-0.1922	
玄麦甘桔方防潮后产物		15.299	1.2218	-0.061	是
蓝芩方提取物	I	21.043	2.1340	-0.1762	
蓝芩方防潮后产物		17.368	1.3163	-0.1002	是
野菊花提取物	I	39.398	2.5526	-0.2004	
野菊花提取物防潮产物		21.625	1.2347	-0.0452	是

三、相分散法

相分散法是指将制剂原料和防潮辅料在溶剂中互相均匀混合分散后，通过一定的技术手段，将溶剂从该均相或非均相体系中分离，从而得到的高度分散的均相体系。在该体系中制剂原料以较小的粒径均匀分散于辅料骨架中，从而达到降低吸湿性的目的。

以苦参总碱等 5 个中药制剂原料为研究对象，考察了粒子包覆法、包合法、相分散法等防潮方法对其吸湿性的影响。研究结果表明，对于吸湿性强的醇溶性制剂原料适宜采用以疏水性辅料进行相分散处理，即可达到降低吸湿性的目的。

表 7-9　不同制剂原料经相分散法防潮处理后的吸湿性变化

处方名称	平衡吸湿量（%）	吸湿初速度（g/h）	吸湿加速度（g/h²）	是否达到防潮目的
热炎宁方提取物	30.461	1.4352	-0.0538	

续表

处方名称	平衡吸湿量（%）	吸湿初速度（g/h）	吸湿加速度（g/h²）	是否达到防潮目的
热炎宁方防潮处理产物	28.414	1.8536	-0.126	是
调经益母方提取物	27.014	1.7303	-0.0898	
调经益母方防潮处理产物	26.174	1.5498	-0.088	是
乐脉方提取物	32.880	2.4346	-0.1998	
乐脉方防潮处理产物	26.330	1.7714	-0.1642	是
苦参总碱	/	/	/	
苦参总碱防潮处理产物	26.5698	0.0417	-9×10^{-5}	是
北豆根总碱	35.6856	4.4758	-0.9367	
北豆根总碱防潮后产物	28.5439	3.6788	-0.6586	是

注：苦参总碱极易吸湿，不能得到干燥粉末。

四、中药固体制剂防潮策略

通过大量研究，中药制剂原料的防潮技术基本可以依据如下思路进行选择和优化：测定防潮对象的吸湿性，并按吸湿性分类方法判断其吸湿性分类，结合各防潮技术的适用对象，确定防潮技术并优化工艺参数。

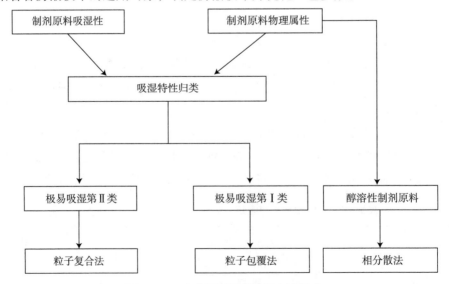

图 7-10 中药制剂原料防潮方法策略

以野菊花提取物为例进行说明。中药野菊花由于质轻，含芳香性物质，在复方制剂生产中常常单独提取，但单独提取后的浸膏粉很容易吸湿。

首先，测定野菊花提取物吸湿特性参数，结果见表7-10。结果表明，野菊花提取物属于极易吸湿类项下的 I 类吸湿性制剂原料。可选择粒子包覆法作为防潮方法。按照图7-10的研究思路，通过处方和工艺参数优化筛选，确定野菊花提取物的防潮工艺如下：取250g丙烯酸树脂 II 号溶于重量70%乙醇溶液中，并充分搅拌作为溶液1。另取处方量野菊花提取物1kg溶于重量70%乙醇溶液中，作为溶液2。将溶液1和溶液2在搅拌机的作用下充分混合2~3小时。混合液移至喷雾干燥机干燥，即得。防潮处理后野菊花提取物的吸湿性显著降低，见图7-11。

表7-10　野菊花提取物吸湿特性分类判定

	I 类吸湿性制剂原料	野菊花提取物	结论
吸湿初速度（g/h）	1.9，2.8	2.5526	I
吸湿加速度（g/h²）	-0.23，-0.17	-0.2004	

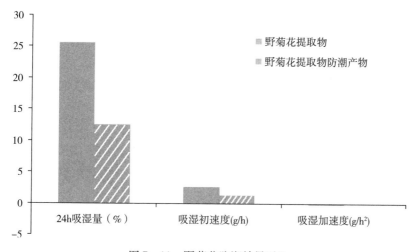

图7-11　野菊花防潮效果对比

通过测定中药制剂原料的吸湿特性参数，参考中药制剂原料防潮技术适宜性选择结果，依照中药制剂原料防潮技术和工艺参数研究思路，能够快速地对中药制剂原料的防潮方法和工艺参数进行优化筛选，极大地减少了工作量。

参 考 文 献

［1］刘彬，卢荣．物理化学［M］．武汉：华中科技大学出版社，2008：307－312.

［2］邓修，吴俊生．化工分离工程［M］．上海：科学出版社，2000：297.

［3］刘彬，卢荣．物理化学［M］．武汉：华中科技大学出版社，2008：210－215.

［4］Rao MA, Rzvi SSH, Datta SK. Engineering properties of foods［M］．3rd ED. NewYork：Taylor &Francis Grou P：266－268.

［5］Britain. Physical characterization of pharmaceutical solids, 1995：388－405.

［6］陈加忠，曹之祖．甘薯金的平衡相对湿度特性之研究．农业机械学刊，1998，7（1）：99－113.

［7］Jayas, D. S, Mazza, G. Comparison of five, three－parameter equations for the description of adsorption data of oats. Transactions of the ASAE, 1993, 36（1）：119－125.

［8］皮佳鑫，高旭，于悦，等．赤芍提取物的吸湿性及不同提取工艺和辅料对其吸湿性的影响［J］．天津中医药大学学报，2012，4：221－222.

［9］赵朝伟，吴纯洁，刘克海，等．中药固体制剂的吸潮问题及解决办法刍议［J］．华西药学杂志，2004，19（4）：321－323.

［10］徐向彩，狄留庆，谈献和，等．皂土澄清剂处理对黄芪浸膏粉吸湿性的影响．中国中医药信息杂志，2006，13（2）：42－44.

［11］刘怡，龚小英．蠲哮薄膜包衣片增重及抗潮性考察［J］．中成药，2002，24（1）：69－70.

［12］王冠清，俞任江．薄膜包衣用于中药浸膏粉胶囊剂防潮的试验研究［J］．药学实践杂志，1998，16（1）：53－54.

［13］李玉萍，陶永梅，冯翰．β－环糊精对消炎颗粒剂抗湿性的探讨［J］．黑龙江医药，1999，12（6）：345－346.

［14］李铜铃，贾玉蓉，魏波．不同辅料对中药冲剂吸湿性的影响［J］．华西药学杂志，1993，8（2）：80－83.

［15］黄虹，华捷，何国珍，等．三种方法制备的结代停冲剂颗粒的形貌特征及其溶解速率［J］．中成药，2000，22（2）：120－122.

［16］赵立杰，冯怡，徐德生，等．中药制剂原料吸湿特性与其物理特性相关性研究［A］．中国药学会、烟台市人民政府．2011年中国药学大会暨第11届中国药师周论文集［C］．中国药学会、烟台市人民政府，2011：8.

［17］Martens H. , Martens M. , Modified Jack－knife estimation of parameter uncertainty in bilinear modeling by partial least squares regression（PLSR）［J］Food Qual. Pref. 11（2000）：5－16.

［18］H. Martens, T. Naes, Multivariate Calibration［M］．Wiley and Sons, New York, 1989.

［19］K. Esbensen, S. Schoenkopf, T. Midtgaard, D. Guyot, Multivariate Analysis in Practice,

Camo ASA, Trondheim, Norway, 1994.

[20] Labuza TP, Mizrahi S, Karel M. Mathematical models for optimization of flexible film packaging of foods for storage [J]. Trans. ASAE, 1972, 15: 150 – 155.

[21] Nakabayashi K, Shimamoto T, Mima H. Stability of packaged solid dosage forms. II. Shelf – life prediction for packaged sugar – coated tablets liable to moisture and heat damage [J]. Chem. Pharm. Bull, 1980, 28: 1099 – 1106.

[22] Zografi G, Grandofi G P, Kontny M J. et al. Prediction of moisture transfer in mixtures of solids: transfer via the vapor phase [J]. Int. J. Pharm. 1988, 42: 77 – 88.

[23] Nissreen A, Brian M. Hydration kinetics of red kidney beans [J]. Journal of Food Science, 1997, 62: 520 – 523.

[24] Nanor H, Rima F, Imad T, et al. pH, temperature and hydration kinetics of faba beans (*Vicfa Faba L.*) [J]. Journal of Food Processing and Preservation, 2003, 27: 9 – 20.

[25] Hung TV, Liu LH, Black RG, et al. Water absorption in chickpea and field pea cultivars using the Peleg model [J]. Journal of Food Science, 1993, 58: 848 – 852.

[26] Abu – Ghannam N, Mckenna B. The application of Peleg's equation to model water absorption during the soaking of red kidney beans [J]. Journal of Food Engineering, 1997, 32: 391 – 401.

[27] Turhan, M, Sayar S, Gunasekaran, S. Application of Peleg model to study water absorption in chickpea during soaking [J]. Journal of Food Engineering, 2002, 53: 153 – 159.

[28] Massare L, Zhu. Physical models of polymer solutions, gels and solids [J]. Pro. Polym. Sci, 1999, 24: 731 – 775.

[29] Markos J. Mass transfer in chemical engineering process [M]. Rijeka: In Fech, 2011: 17 – 24.

[30] Sperling LH, Introdution to physical polyiner scienle [M]. 4th ed. Johnvoiley & Sons, 2006: 181.

[31] Shira E. Fathouah TB, Farid T. Effect of Aging tenperature on moisture absoption of perforated GFRP [J]. Adrances in Materials science and Engineering, 2012, 2012: 1 – 7.

[32] Zakia M, Abdel K. Study of some factors affecting water absorption by faba beans during soaking [J]. Food Chemistry, 1995, 53: 235 – 238.

[33] Sedat S, Mahir T, Sundaram G. Analysis of chickpea soaking by simultaneous water transfer and water – starch reaction [J]. Journal of Food Engineering, 2001, 50: 91 – 98.

[34] Comyn J. Polymer Permeability [M]. London and New York: Elsevier Applied Science Publishers, 1985: 5 – 10.

[35] 侯新朴. 物理化学 [M]. 北京: 人民卫生出版社, 2000: 242 – 244.

[36] Myers D., Surfaces, Interfaces and Colloids [M] 2nd ed. New York, Wiley: 1999: 186 – 199.

［37］Timmermann E. O. , Multilayer soption parameters：BET or GAB values？ ［J］. Colloids surf. , A Physicochem. Eng. Asp. , 2003, 220：235 – 260.

［38］范柳萍，张慜. 真空油炸胡萝卜脆片等温吸湿规律的研究［J］. 干燥技术与装备，2006, 4（1）：24 – 27.

［39］Liu G Q, Li L, Li B, et al. Mechanical properties and sorption characteristics of stearic acid – crysteine – soy protein isolate blend films［J］. Transactions of the CSAE, 2006, 22（2）：153 – 158.

［40］Abramovic H. , Klofutar C. , Water adsorption isotherms of some maltodextrin samples ［J］. Acta Chim. Slov. , 2002, 49：835 – 844.

第八章　中药固体制剂的掩味技术

　　药物的嗅味是影响患者服药依从性的重要因素，许多中药制剂由于强烈的嗅味，使临床应用受到一定的限制。因此，改善口服药物的不良嗅味使之在患者可接受程度范围内，是提高中药复方制剂临床依从性的重要措施之一，也是这些药物在制剂处方设计中遇到的重要问题之一。

　　掩味（taste masking）是为降低对实际存在的不良味道的感觉，掩味的理想方法是找到一种可选择性掩盖不良味道的味觉抑制剂，但其不能与药物成分发生化学作用，且不改变药物的疗效。实际上这种理想化的味觉抑制剂不太可能存在。目前，常用的掩味方法主要通过在制剂处方中添加矫味剂、麻痹剂，或通过包衣、吸附、包合等方法达到掩味效果。

　　掩味技术的应用是否达到目的，主要依据评价结果，因此评价方法是否合理至关重要。目前常用的掩味效果评价方法有人工评价法、仪器评价法，以及利用有效成分含量变化的间接评价法等。

第一节　掩味技术的一般方法

　　中药固体制剂掩味方法主要包括两大类：改变味觉敏感度和隔离味蕾法[1]。两类方法各有其优缺点，实际应用时应根据需要加以选择，也可以将两种或两种以上的掩味方法合并使用，提高掩味效率。

一、改变味觉敏感度法

　　改变味觉敏感度法是指通过添加一定的矫味剂、麻痹剂或味觉阻滞剂，利用味蕾的生理特性，扰乱其正确识别味道的能力，从而达到掩味目的的方法。该方法的关键在于选择合适的矫味剂，有针对性地降低或扰乱味蕾对味觉的敏感度。该方法适用于各种剂型，但是掩味效果相对较差，应用时要注意矫味剂与药物之间的相互作用，还要考虑所添加的麻痹剂或味觉阻滞剂可能对味蕾造成的伤害。

（一）矫味法

两种或更多种味相混合时，味的强度可能发生变化。如在甜味中，添加少许食盐，会使甜味明显增加；在苦味溶液中添加酸味，可使溶液更苦；在咸味溶液中添加酸味物质，可使咸味降低；甜味对酸味、咸味、苦味都有缓解作用[2]。味道出现这样的变化是因为一条味觉传入神经可同时对几种基本味觉刺激起反应，一种味道也不是简单地由一条或一组神经纤维传向中枢的[3]。此外嗅觉也会影响人脑对味道的分辨能力。利用这些特点，通过加入特定的矫味剂可以达到扰乱味蕾识别味道能力的目的，但是对于苦度强和水溶性好的药物效果不甚理想。该法主要适用于儿科用药制剂，如咀嚼片、液体制剂。常用矫味剂包括甜味剂、芳香剂等。

1. 甜味剂

甜味剂（sweeteners）是最早应用于中药制剂掩味的辅料，早在《伤寒杂病论》中就有用蜂蜜制备丸剂进行矫味的记载。天然的蔗糖、蜂蜜等甜味纯正，应用最为广泛。三氯蔗糖、阿司巴坦等甜味剂，甜度高，用量小，且不升高血糖值，在中药制剂中的应用广泛。一些甜味剂如甘草甜素、甜蜜素还具有味程长的特点，尤其适合解决中药制剂所特有的后苦味感。更有新发现的植物提取甜蛋白，如从非洲竹芋科植物果实中提取出的嗦吗甜、马来西亚仙茅果实中提取到的仙茅蛋白等，可使酸味变成甜味，有较大的应用前景，但其安全性还有待研究确认。

2. 芳香剂

中药复方制剂中常含挥发油成分，在口腔中加重苦味，引起恶心呕吐等不良反应。芳香剂（flavors）多与甜味剂配合使用，以改善中药制剂的气味，缓解患者对苦味的抵触情绪。芳香剂分为天然香料和合成香料，天然香料是从柠檬、茴香、薄荷、麝香等动植物中提纯的挥发油或芳香物质，合成香料有苯甲醛、桂皮醛、乙酰乙酸乙酯等。还有经过复配模拟天然芳香物质的人工香精，如苹果香精、桂皮香精、香蕉香精等[4]。在中药制剂矫味中以人工香精为主，多选择水果味香精和纯甜型香精。小儿制剂以水果香精为首选，如草莓香精、菠萝香精，而不适合用巧克力、薄荷、咖啡等香型的香精；带有一定焦糖味的中药制剂，可优先选择大枣香精、红茶香精；带有酸味的中药制剂，则不适合用大枣香精、哈密瓜香精等。

（二）麻痹味蕾法

1. 泡腾剂与麻痹剂

制剂中加入具有麻痹作用的成分，味蕾可被短暂可逆地麻痹，短时间内感觉不到药物的味道。泡腾剂（effervescent agents）掩味则是利用碳酸氢盐与有机酸反应产生二氧化碳，溶于水中的二氧化碳在口腔温度下迅速汽化，吸收大量的热，使舌头表面温度降低，舌头内毛细血管急剧收缩，从而导致味蕾供血不足，丧失辨别味道的功能，通过麻痹味蕾达到掩味目的。二氧化碳对苦味、涩味、咸味都有显著的掩蔽作用。

有研究表明[5]在含有阿司匹林的处方中掺进麻痹剂（paralysants）苯酚钠，味蕾会被麻痹4~5秒，从而感觉不到阿司匹林的苦味。但是因为苯酚钠对皮肤有强烈的刺激性，需要严格控制用量。丁香油的香辣味道可轻微地麻痹味蕾，降低味蕾对药物味道感受的灵敏度，已有用于镇痛、祛痰、止咳、缓解充血类药物制剂的研究报道。

2. 味觉阻滞剂

味觉阻滞剂（taste retarders）通过阻滞味觉信息从口内传至脑内的传递过程，干扰味觉传导达到掩味目的，不同传导机理的苦味需通过不同的阻滞剂来达到掩味目的。美国灵瓜金公司开发的腺苷酸（AMP）通过与苦味物质竞争G-偶联蛋白受体的结合部位发挥掩味作用，2003年已被美国FDA批准为食品添加剂[6]。

一些氨基酸本身没有强烈的甜味，但是加入到药物中，会缓解药物的苦味程度或缩短苦味在口腔中的滞留时间。味精（谷氨酸钠）可以缩短各种苦味在口腔中的滞留时间。L-精氨酸可以抑制奎宁氢氯化物，L-异亮氨酸和L-苯丙氨酸的苦味，如与氯化钠合用，可加强对L-异亮氨酸和L-苯丙氨酸的苦味抑制能力。

二、隔离味蕾法

隔离味蕾法是指通过物理手段在味蕾和具有不良味道的物质之间建立一道屏障，使味蕾不能或少接触该物质，表观上降低该物质的浓度，从而达到掩味目的。

（一）包衣法

包衣（coating）为药物提供了一个物理屏障，从而减少药物与味蕾之间的接触，降低药物的苦感，是最直接的掩味方法。包衣不仅能掩盖药物的不良嗅味，还可以起到防潮、避光、隔绝空气、提高药物制剂稳定性以及控制药物释放速率和释放部位等作用。因此，包衣法是固体制剂中应用最广泛的掩味方法之一。

　　糖衣包裹是最早的包衣方法，通过包衣将药物与味蕾隔绝，糖衣本身的甜味还可进一步提高患者的依从性。但包糖衣使片子增重过多，现在已逐渐被增重少、效果好、外观佳的薄膜衣所取代。目前，主要有以下几种专门用于掩味的薄膜衣市售产品。如欧巴代® tm（Opadry® tm）遮味薄膜包衣系统，是一种全配方含色素的速释型薄膜包衣系统，特别设计用于片剂的掩味，但不影响药物的释放。另一产品欧巴代® II型85系列（Opadry® II 85 Series）是基于聚乙烯醇（PVA）的高效薄膜包衣产品，也被证明能掩盖数种药物活性成分及膳食添加剂的味道。苏丽丝®（Surelease®）水性乙基纤维素分散体是一种预增塑的水性分散体，特别用作缓控释及味道掩盖。如胃溶型丙烯酸树脂，在口腔环境下不溶，在胃中则迅速溶解，不影响药物的释放，是理想的掩味包衣材料。此外，其他的包衣材料，如HPMC等，在实现缓释等功能的同时，也都具有一定的掩味作用。

　　小丸、颗粒或粉末包衣掩味技术近几年有了迅速的发展，颗粒包衣后可继续装胶囊、压片、制成颗粒剂等，尤其适用于咀嚼片、口含片、口崩片、干混悬剂等剂型的掩味。

（二）微包埋法（微囊化法）

　　微囊化（microencapsulation）技术目前应用较广泛，该工艺实施过程中，包封率低是瓶颈问题。但微囊化后的产品掩味效果却很好。因此，该技术常用于掩味。微囊化法更确切地说应为微包埋法，所得产品的掩味效果应以口感评价为准，而不应只是以包封率为主要评价指标。

　　与包衣法相比，微包埋法得到的产品呈微粉状态，使后续成形工艺有更大的发挥空间，缺点则是辅料用量相对较多。乙基纤维素可应用于微包埋法制备掩味产品，从而实现药物的缓释和味道掩盖[7]。盐酸小檗碱味道极苦，用明胶将其微包埋，进一步制成干糖浆，可显著提高儿童服药的依从性[8]。也有比较羟丙基甲基纤维素和虫胶作为微包埋掩味辅料研究报道，其结果认为虫胶的效果更好[9]。

（三）熔融制粒法

　　熔融制粒法（melt granulation）是利用低熔点辅料如各种蜡类、硬脂酸、十八醇、聚乙二醇等作为熔合剂，将它们与药物及其他辅料共同加热、搅拌、熔融，药物粉末被黏结成颗粒状或团块状，由于药物被包封于颗粒中，降低了与味蕾接触的药量，从而达到掩盖不良嗅味的目的。

　　有研究利用流化床热融制粒（fluidized hot – melt granulation，FHMG）技

术制粒，结果显示黏合剂 PEG6000 在凝结过程中的结晶行为会直接影响产品颗粒的特性，如粒径分布，掩味效果、含量均一性等[10]。

也可以将有异味的药物混悬于熔合剂中，喷雾冷凝制粒。以单硬脂酸甘油酯、丙烯酸树脂作为辅料，利用喷雾冷凝法掩盖克拉霉素苦味，经优选得到掩味效果最好的处方，与传统制粒相比较，其口感有显著改善[11, 12]。

（四）离子交换法

离子交换法（ion‐exchange process）是指药物以相反电荷的离子交换树脂为底物，与树脂通过弱离子键结合，这种药物树脂结合物在唾液的 pH 环境下不会解离，从而达到矫味或矫嗅的目的。药物的释放依赖于树脂本身特性和胃肠道的离子环境，因此该方法的应用受到药物结构、树脂性质、药物‐树脂结合强度等因素的制约。结合到树脂上的药物分子通过在胃肠道中离子交换，从而释放游离药物分子。如将盐酸曲马多制成含药树脂速释混悬剂，口服后在口腔中仅作短暂停留而较少释放药物，因而不会感到苦味[13]。

（五）环糊精包合法

环糊精包合法（inclusion by cyclodextrin）是指药物分子进入环糊精分子腔内，形成稳定包合物，通过降低药物与味蕾直接接触的药量而达到掩味效果。药物制成包合物后不仅能掩盖其不良嗅味，而且能改善药物的溶解度，增加其稳定性。但是该方法载药量低，受限于药物分子结构和大小。因此，目前多用于挥发油的包合，以提高其在制剂中的稳定性，同时兼有达到掩盖挥发油嗅味的目的。如本草蒜素液经 β‐环糊精包合后，口感较原制剂明显改善，稳定性亦加强，同时减少了对胃肠道的刺激性。

由于载药量有限，环糊精包合法往往无法实现对中药制剂原料的全包合，仅仅只能对复方中有特别不良味道或嗅味的部分进行包合。因此，使用该技术进行掩味研究时，应该首先找出复方中不良嗅味或味道的来源，有针对性地进行掩味，才能达到较好的效果。

第二节　掩味技术的评价方法

掩味效果的优劣直接表达为口感的优劣，因此口感评价在掩味研究中尤为重要。口感是人体自身的一种感官反应，与药物的浓度、疗效不成比例，且中药制剂的味道复杂，因此如何客观准确地进行口感评价是中药掩味技术中的难点。本节介绍两类可用于药物味道的评价方法，分别为人工评价法和仪器评价法。

一、人工评价法

人工评价法又称为专家评价法，是由人直接品尝感受样品的味道及不同样品的味道差异，并以打分形式给出结论。该结论具有一定的定量性和数理统计特性。其最大的优点在于操作简单，直观性强，是当今药物制剂口感研究中应用最为广泛的评价手段。人工评价结果的准确程度取决于人群范围的选定，由于人的口感个体差异性较大，影响因素也较为复杂，因此要得到较为准确的统计结果，应尽量增大样本量。

（一）影响人工评价的因素

影响人工感官评价的因素很多，分为生理因素、心理因素、身体状况因素等。

1. 生理因素[14]

生理因素是指人类生理上对味觉的感知特点，如人体适应性、不同味之间的相互作用。

适应性是由于持续地接受相同或类似物的刺激而对所给刺激物感觉的减少或改变，主要指感觉疲劳。例如刚刚进入中药房时，会嗅到强烈的中药味，随着在药房逗留时间的延长，所感受到的中药味渐渐变淡。对于长期在中药房工作的人来说，甚至可以忽略中药味的存在。对味道也有类似现象发生，刚开始食用某种食物时，会感到味道特别浓重，随后味觉逐渐降低。一般情况，感觉疲劳产生得越快，感官灵敏度恢复得也越快。

各种味道对味蕾有着复杂的相互作用，主要包括对比作用、变调作用、相乘作用和相抵作用。对比作用是指一个味道显出比另一个的刺激强。两个同时出现的味道称为同时对比，而在已有的味道之上再感受新的一个则称为继时对比。味的对比作用不只是由人脑意识的次序决定，它还与味细胞有关，表现为增强与抑制的交替出现。变调作用是指两种味道的相互影响会使味道改变，特别是先摄入的味给后摄入的味造成质的变化，这种作用就叫变调作用或叫阻碍作用。相乘作用是因另一呈味物质的存在使味道显著增强的作用，也有称为协调作用。与之相反，因一个味存在而使另一个味明显减弱的现象叫相抵作用，也称为消杀作用。在制剂过程加入甜味剂，可使药物本身的苦味或其他不良味道减弱或消失，即是味之间的相抵作用。

2. 心理因素[15]

当人们被告知进行感官评价时，鉴评员根据所获得的样品信息，会在心理上出现暗示。比如样品颜色不同，则会暗示深色的比浅色的味道要浓一些，黑色或蓝色的不如黄色或粉色的味道好。在食品感官评定研究中，将心理因素对感官评价的影响分为九类：期望误差、习惯误差、刺激误差、逻辑误差、光圈效应、呈送样品的顺序、相互抑制、缺少主动、极端和中庸。这些都会影响评价结果的客观性，应在实验设计时尽量避免。

（1）期望误差

所提供的样品信息导致鉴评员产生带有主观想法的期望。如得知某样品中含有黄连，则暗示此样品偏苦。消除该误差的方式是对样品的原料保密，不能在测试前向鉴评员透露任何信息。

（2）习惯误差

人类是一种习惯性的生物，当所提供的刺激物产生一系列微小的变化时（如每天控制数量的增加或减少），而鉴评员却给予相同的反应，忽视这种变化，而产生误差。因此在鉴评时，应尽量避免鉴评员找到规律建立习惯。

（3）刺激误差

在评价过程中环境或其他的条件参数对鉴评员的刺激，而使其对样品的评价产生误差，如样品容器显得粗劣，则口感会较差，容器精美，口感会较好；后提供的样品的口感多被评价为苦味重，因为鉴评员认为为了减少味蕾疲劳，一般会让他们先品尝味道淡的，口感较好的样品，而后品尝口感差的。

（4）逻辑误差

当有某种样品特征参数上存在差异，鉴评员往往会认为它们会有所不同。如颜色越深的口感越重，浑浊的比澄清的口感更差，包装精美的口感会好一些等等。逻辑误差必须通过保持样品外观的一致性以及通过用不同颜色的玻璃和光线或着色剂等掩饰作用，减小实际存在的差异。

（5）光圈效应

当需要评估样品的多种属性时，口感与其他属性会彼此影响。如咀嚼片的沙砾感强，可能影响鉴评员对味道的评分变差。

刺激误差、逻辑误差和光圈效应的影响有所交叉，为避免这三种误差，需要在实验设计时尽量保持非评价指标的一致性，而在根据评判结果对处方进行改进时，要注意样品的其他属性对口感结果的影响，从多个角度提升制剂品质，也会产生间接改善口感的作用。

呈送样品的顺序：运用平均的、随机的呈送顺序，可以减小对比误差（连续品尝口感悬殊的两样品，会夸大后一种样品的口感评级）；模式效应（鉴评会利用一切可用线索侦测出呈送顺序的模式）；时间误差（鉴评员对样品的态度由对第一个样品的期待到最后样品的厌倦）等误差。"平均、随机"意味着每个样品在每个位置出现的次数相同，出现的次序随机。

（6）相互抑制

由于鉴评员的反应会受到其他鉴评员的影响，所以最好每个鉴评员分到一个独立的空间里，或者让鉴评员顺次评价，并控制评价前后的鉴评员交流。进行测试的地方应避免噪声和其他事物的影响，与准备区也应分开。

（7）缺少主动

鉴评员的努力程度决定其是否能辨别出一些细微的差异，或是对自己的感觉进行恰当的描述，给出准确的评分。这些对评价结果都极为重要，因此在鉴评工作开始前，以提高鉴评员的主动性为目的的动员工作是十分必要的。

（8）极端和中庸

一些鉴评员习惯于使用评分标准中的两个极端评价，也有些习惯用中间部分评价，这样就会是测试结果出现较大的误差。该误差应由鉴评小组控制，事先对鉴评员予以讲解和指导，或采用其他样品作为对照。

3. 身体状况[14,15]

（1）年龄：20~30岁时味蕾的数量最多，60岁以上的人群，味蕾数量只剩下一半，儿童的味蕾数量已接近成人，但是对味道的忍耐力差，味觉的表达不准确。

（2）性别：部分研究者认为女性对味道更加敏感，也有部分认为没有差异，还有部分指出，性别对苦味的敏感性没有差异，但是对咸味、甜味，女性更加敏感，对酸味则是男性比女性敏感。

（3）饥饿：人处于饥饿状态下会提高味觉敏感性，在进食后1小时内敏感度明显下降。

（4）饮食习惯：从小饮食环境对味觉的敏感度有一定影响，如北方人对咸味的阈值相对偏高。吸烟、饮酒对味觉有麻痹作用，在一定时间内提高味觉的阈值。

（5）疾病：当身体患有某些疾病，或缺乏某种营养素时，会出现味道喜好的改变。如发烧、口腔疾病、情绪压抑、免疫系统失调、缺乏维生素A等。当体内缺乏维生素A时，会显现对苦味的厌恶，甚至拒绝食用带有苦味的食物，若长期缺乏维生素A，则对咸味也拒绝接受。通过补充维生素A后，对咸味的喜好可以恢复正常，但对苦味的喜好则不能恢复。

（二）人工评价实验设计

在食品科学中，人工评价应使用差异分析法。差异分析又分为两种，一种为总体差异实验，用于评价样品之间是否存在感官差异；另一种为属性差异实验，评定样品间某属性的差异有多大[15]。在中药制剂的口感评价中，多选用属性差异实验设计法。下面介绍一种常用的苦味差异评价方法。

1. 建立口感评价标准

方法1：根据主诉苦味程度分级法，分为0~5级或0~10级。以0~5级为例。0级没有苦味；1级能够感觉到苦味；2级有明显苦味；3级苦味显著，难以下咽；4级苦味强，马上吐出；5级极苦，马上吐出，引起呕吐。该方法采用形容词描述苦味程度，非常简单易行，但缺点在于测量敏感性较差，鉴评员易选择处于中间的描绘词。

方法2：数字苦味程度分级法，参考疼痛数字分级法[16]，设置苦味数字分级法，如图8-1所示，从数字0到10，表示从无苦味到最剧烈苦味，由患者自己圈出一个数字，以表示患者的苦味程度。该方法简单易懂，可以反映较轻微的苦味变化，缺点在于不同的人对于数字的定义不同，导致出现相同程度不同得分的现象。

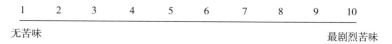

图8-1　数字苦味程度分级表

方法3：数字描述分级法：结合前两种分级方法，将横线分为五等份，从数字0到5，同时对6个数字做出文字描述，如图8-2所示，直线左方代表无苦味，右端代表最强烈苦味，用笔在苦味程度相当的级别打勾。可以参考以下苦味分级，每种溶液含于口中的时间约为10秒钟。

0级：没有苦味；　　　　　　1级：能够感觉到苦味；

2级：有明显苦味；　　　　　3级：苦味显著难以下咽；

4级：苦味强，马上吐出；　　5级：极苦，引起呕吐。

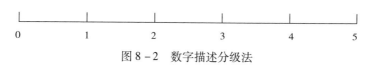

图8-2　数字描述分级法

2. 对鉴评员的要求

鉴评员要求在品尝溶液前两小时没有进食，尤其是没有进食刺激性食物或饮用碳酸饮料等对味蕾有强烈刺激的食品。对于饮酒、吸烟、疾病、心情四项因可在短时间内恢复至正常状态，因此要求不符合正常状态的鉴评员在恢复正常状态后再做测试。该实验至少需要 8 名鉴评员，人数越多，分析结果越准确。

3. 实验操作

调查应采用双盲法。知情者在调查开始前发给操作人员有一定标记的含药溶液或颗粒，操作人员不知标记含义，且不能从外观判断溶液浓度及味道。鉴评者亦不能从标记上或外观上对所尝的溶液或颗粒作出可能味道的判断。

（三）人工评价数据分析

由于调查结果属于计数资料的非参数检验，更详细分类应属于完全随机设计的单向有序等级资料。因此，常用统计方法有卡方检验、秩和检验、Ridit 分析等。卡方检验只能判别各组数据是否来自同一总体，不能判别两两之间是否有差别，有怎样的差别，因此此类调查结果的分析常用秩和检验和 Ridit 分析法。

1. 秩和检验[17]

秩和检验的基本思想：把掩味效果这样的有序指标的各分组看作一个特定的取值区间，接受不同味道药物的鉴评员之合值便形成了该区间的宽度。第 1 个区间的起点从 1 开始，前 1 个区间的终点加 1 便是后 1 个区间的起点，依次类推，把在这些区间内所取的值称为秩（本质上是顺序号）。落于同 1 个区间内的接受各种味道药物的鉴评员的秩无法准确地区分开，只能都用该区间的平均秩代替，最后求出各味道组的秩和。显然，当口感按"0→5"顺序排列时，秩和越小越好，反之亦然。当然，秩和只是间接的统计量，需要相应的检验统计量，方可做出统计推断。

成组设计多样本比较的秩和检验应先计算检验统计量 H，再计算校正值 H_c。H_c 近似服从 $df = C - 1$ 的 χ^2 分布，这里 C 为实验分组的组数。

$$H = \frac{12}{n(n+1)} \sum \frac{R_j^2}{n_j} - 3(n+1) \qquad (式 8-1)$$

$$H_c = \frac{H}{1 - [\sum (t_i^3 - t_i)]/(n^3 - n)} \qquad (式 8-2)$$

式中，n_j、R_j 分别为第 j 个实验组的样本含量及秩和（$j = 1, 2, \cdots, C$）；n 为总样本含量；T_i 为有序指标的第 i 个组内的合计频数（即重复的秩数，$i = 1, 2, \cdots, R$）。当显著水平 $P < 0.01$ 时，可认为各个处理制剂的口感差异显著。

2. Ridit 分析[18]

Ridit（Relative to identified distribution unit，又称为参照单位分析）则是

专门用于处理有序分类资料的一种统计分析方法。其基本思想是先确定一个特定总体为标准组，求得各等级的 Ridit 参考值 R，用对比组的每一等级的例数与各水平的 R 值作加权平均，求得对比组的平均 Ridit 值。规定标准组的 Ridit 始终为 0.5，对比组 Ridit 值若大于 0.5，则说明该对比组的等级分布相对于标准组偏向后面的等级；若小于 0.5，则偏向前面的等级。

国际常用统计软件在进行 Ridit 分析时需要自己编程，使用不便。国产的一些统计软件中有 Ridit 分析功能，其中 DPS 是比较常用的一种，此软件界面类似 Excel，操作简单，结果直观。利用此软件对秩和检验和 Ridit 分析进行比较，发现秩和检验可以直接获知两两之间是否有显著性差异，并将各组按从好到差进行排列。Ridit 分析得到结果是各样本组与标准组之间的比较，一次计算不能得到两两比较，但是结果直观，只需看 0.5 是否包含在实心区间即可得到与标准组之间的优劣比较。

二、仪器评价法

由于药品有潜在的毒性，人工品尝存在一定的风险，且其具有误差较大、鉴评工作量大等诸多缺点，因此科研人员一直致力于用仪器代替人工评价的研究，以电子舌[19]（electronic tongue）、人工味蕾、味觉感受器、电子鼻[20]等仪器模拟人的味蕾或嗅觉，灵敏地感受药品的味道及评价掩味效果。采用仪器评价法可消除人体的生理、心理以及身体状况带来的诸多误差，实现真正的客观评价。

（一）仪器分类及简介

味觉评价仪器早期应用于食品和环境检测，近几年开始应用于药学领域，用于掩味效果的评价[21]、药材口感的评价[22]、真伪产地鉴别[23]、处方研发和质量控制、安慰剂[24]的研究。这类仪器有着与人体感受苦味刺激类似的测定原理（图 8 - 3），它不会区别化学结构上的微小差别，却能将作用在生物膜上的分子信息转化成味觉强度，将大量的化学物质根据味道分为不同类别，并输出不同的信号，而对相同味道的物质显示类似的输出信息[25]。

味觉评价仪器的工作原理是选择对食品中不同成分有不同响应的传感器，将各种传感器集成在一起，传感器所连接的电脑中装有专门分析电信号的程序。检测时，先将传感器浸入标准液中，得到标准信号，再浸入待测液中，即可知该待测液与标准液在味道上的差距。该类味觉评价仪器仍在不断完善中，目前技术较成熟的有以下几类。

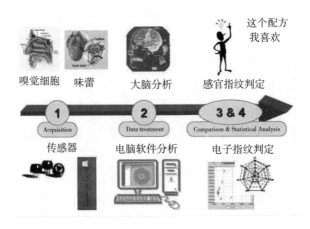

图 8 - 3　味觉评价仪器工作示意图

（该图片来源于法国 ALPHA M. O. S 公司的宣传手册）

一是用传感器感知某种特定味道，如用 pH 计检测酸度，导电计测定咸度，比重计或屈光度计检测甜度。这类传感器只能检测味觉中的某些物理化学特性，并不能模拟实际的生物味觉功能。

二是基于多通道类脂膜传感器，目前国外应用较多。多通道即传感器阵列由多个含有类脂膜的电极构成，以 Ag/AgCl 作为参比电极，当苦味物质与类脂膜反应时，引起类脂聚合物表面的电荷密度改变或膜表面附近的离子分布改变，从而得到传感器的响应值。再通过放大，用化学计量统计学进行数据分析。如日本九州大学设计了能鉴别 12 种啤酒的多通道类脂膜味觉传感器，这类传感器关键技术在于类脂膜的选择，它对苦味物质有特异的选择性，能将味道转化成电信号。但由于膜的组成和电势起伏现象，具有典型的长期漂移的特征，这也是制约该类产品发展的瓶颈。ASTREE 电子舌作为相对成熟的产品已经上市，该传感器由包裹有机层的二氧化硅晶体管组成，可用于分析有毒样品或成分，可与人群试验及高效液相色谱分析结果相结合。

另有研究报道制作仿味蕾表皮的类脂质膜作为传感器响应膜，但是技术尚不成熟，类脂质膜制备繁琐，重现性和稳定性也有待进一步提高。

尤其要指出的是以上各种仪器仍然是以人品尝结果为标准而设计，因此仪器软件系统的设计也是至关重要的。软件评价系统多基于神经网络模型建立，传感器与统计软件相结合，通过对传感器的不断训练和修正，将传感器对不同味道的反应信号转化为有味道评价意义的统计结果。

（二）电子舌评价及数据分析

1. 电子舌评价

目前电子舌在药学上的应用有区分不同味道；预测新分子实体的绝对苦度，从而选择最佳新分子实体及相应制剂形式研发配方；拟合安慰剂的配方；筛选最佳的添加物和掩味物质（甜味剂、芳香剂和其他掩味物质）、赋形剂、胶囊种类、糖衣种类等；优化掩味处方和放大处方；与溶出方法相结合模拟口腔溶出和包衣片的溶出，评价包衣的效率和均匀度。与人工评价相比，电子舌具有客观性、可重复性、检测速度快、数据电子化和易描述、易保存等优点。以 ASTREE 电子舌为例，该电子舌装有掩味预测模块，模块包括 7 个传感器组和 1 个在仪器和人体感官分数之间的统计模型，试验数据的标准偏差都小于 3%。有研究用 ASTREE 电子舌考察了 7 个传感器对不同味道（酸、甜、苦、咸）物质的选择性和重现性，然后考察 7 个传感器对不同浓度奎宁的反应性，实验中还比较了不同化合物的苦味程度。处方筛选实验发现，随着阿斯巴甜浓度的增加，待测溶液与对照溶液的电势差值逐渐减小，提示电子舌可以用来评价苦味被甜味剂的抑制程度，同时也能测定其他掩味物质对奎宁的掩味能力[26]。

2. 统计分析方法

电子舌检测得到的数据要进行统计分析，分析方法大致可分为：①探索、定性、可视分析，如主成分分析（PCA）；②判别或分类，如单类成分判别分析（SIMCA）、判别因子分析（DFA）；③浓度定量分析和质控，如最小线性回归分析（PLS）、统计质量控制（SQC）[21]。

（1）PCA[18,27]

PCA 是从多个数值变量之间的相互关系入手，利用降维思想，将多个变量化为少数几个互不相关的综合变量的统计方法。在尽量保留原有信息量的条件下减少信息维数，用复杂的多维数据建立有良好可视性的 2D/3D 图表。原始数据中最大量的信息将被投影在 PC1 轴，其次是 PC2、PC3 轴。每个样品将在 PCA 图上形成一个集合，各样品集合之间的距离通常用来表示其相互间的化学物质或者味道上的相似度。它可以无需先验知识，找到一组新的数轴来最大限度的展示数据间的差异性，以此挖掘有用的信息，给出具有不同风味区域和簇的描述性图表。同时软件将给出判别指数（discrimination index，DI）、各样品集合间的距离（distance）、各电极在测定每个样品时各轮数据之间的精密度（RSD）。当各组之间相互独立，则 DI 为正，DI 指数越大，各样品间的区分越好；距离越大，两者之间的口感差别越明显。PCA 是一种常用的统计降维方法，多数电子舌设备上自带的统计分析软件的主要分析方法就是 PCA，电子舌的原始数据导入 SPSS、SAS、Unscrambler、DPS 等统计软件中，均可以进行 PCA 分析。

（2）SIMCA[27]

在有先验知识的前提下，根据参考样本定义了可接受阈并用来判别未知样本完成训练（校正）后用于识别一个（组）产品，给出定性分析结论，即好、坏或合格、不合格的分析结果。

（3）DFA[27]

DFA 是一种通过重新组合传感器数据来优化区分的分类技术，目的是使组间距离最大，同时保证组内差异最小，使各个组间的重心距离最大。在有多个组需要识别的情况下，通过先验知识找到使各个组群区分最好的图表并建立模型，然后可以进行识别新样本属于哪个组群。识别率可用于判定 DFA 模型是否有效，识别率越大，模型越可靠。

（4）PLS[27]

PLS 是一种线性量化技术，通过把独立的浓度矩阵进行组合来优化反应数据矩阵和预测值之间的相关性。校正曲线先由已知样本来建立，相关系数表明模型的好坏程度，然后用来预测未知样本的量化信息。运用 PLS 能在先验知识帮助下，根据量化指标建立校正曲线模型来预测主观（包括苦度、强度等）或客观（包括浓度、百分比、日期）关系。用于建立模型的样本要在期望的浓度范围内具有代表性，一般量化浓度的相关系数大于 0.9，感官得分的相关系数大于 0.8 时 PLS 模型有效。

（5）SQC[27]

该种统计方法是在参考样本差异性的基础上，通过计算参考样本得出的均值及标准差，得出单一的味觉值接受区域和拒绝区域，然后将未知样本映射到图表中，得出接受或者拒绝的结论。对每个数据点而言，它在味道单元内的距离表明了味道的差异。

PCA 分析应用是最广泛的，对于初次实验，或结果没有预见性时，可先用 PCA 看样品的分布趋势；当要区分不同样品的不同口感时，用 PCA 可以直接得到结果；当要将不同的口感进行聚类时，可以用 PCA，也可以用 DFA。由于 DFA 是预设分组的，多数情况聚类效果比 PCA 要好；当要进行口感与样品的其他性质（如浓度、体积浓度等）的相关性分析时，可应用 PLS；当在线监测样品质量时用 SQC。如果具有较强的统计分析能力，将电子舌的原始数据导出，采用其他的统计分析方法，可以得到更多的信息，有利于对样品口感的分析和定量。

第三节　中药固体制剂掩味技术应用案例

我们选择了几个苦味较明显的中药及中药复方为例，介绍其掩味方法及掩味效果的评价方法。

一、掩味方法应用实例

中药制剂掩味方法的选择难点在于：①中药成分复杂，呈味成分种类多，结构不清，很难进行有针对性的掩味；②中药制剂服用量大，辅料空间小，加大了掩味难度；③中药颗粒剂常以冲服为服药方式，液体给药形式会加重不良口感，对掩味效果要求更高。因此，要根据中药的特点选择掩味方法，尽量采用最少的辅料、最简单的工艺达到最佳的掩味效果。

（一）矫味法

在选择掩味方法时，以矫味法为首选，其特点是矫味剂一般用量小，不影响药物释放。

某以钩藤、延胡索为主药的复方，制剂原料苦涩难咽，加入不同的甜味剂如三氯蔗糖、超甜－100、阿斯巴甜、安赛蜜后，人工品尝结果显示超甜－100、阿斯巴甜和安赛蜜口感改善并不明显。当三氯蔗糖加入量为0.7%时口感适宜，酸涩味得到较大改善。在此基础上添加0.5%红茶香精矫味后，气清香味甜，因此选择0.7%的三氯蔗糖和0.5%红茶香精达到了矫味的效果[28]。比较不同的矫味剂对金复康口服液的矫味效果，结果优选出三氯蔗糖和赤藓糖醇复合矫味剂和阿斯巴甜、大枣香精复合矫味剂对其矫味效果最好[29]。

中药复方组成多而复杂，口感来源多样，一般矫味剂的使用较难摸索出有规律性的方法，通常需要根据样品的实际品尝结果进行矫味。且一般矫味法掩味能力较弱，对于中药复方制剂，更多的情况下必须将矫味与掩味合用，才能达到患者能接受的口感。

某含有黄芩、黄柏、栀子、板蓝根等药材的中药复方制剂，临床用于治疗慢性咽炎，虽然疗效显著，但由于味极苦，影响患者依从性。加入各种矫味剂、芳香剂和苦味阻滞剂来掩盖药物的不良口感，但效果均不佳。将丙烯酸树脂（尤特奇®E100）与该复方提取液混合，经喷雾干燥微包埋后得到粉末后再添加2.7%的甜味剂和香精，以掩味加矫味的方法，达到了较好的掩味效果，其电子舌评价结果见图8-4。由图可知，仅添加矫味剂，其苦味并无明显改善，微包埋掩味后，口感明显改善，而两种方法合用，口感改善更明显。

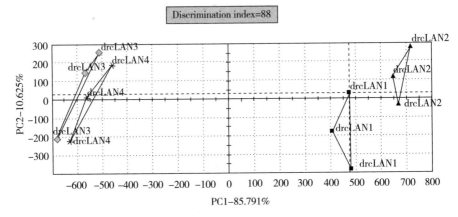

图8-4　不同掩味方法所得产品的电子舌评价图

注：drcLAN1为微包埋掩味制剂；drcLAN2为微包埋掩味与矫味技术合用制剂；
drcLAN3为矫味制剂；drcLAN4为纯制剂原料。

（二）微包埋法

微包埋法[30]掩味属于隔离味蕾法的一种。以丙烯酸树脂（尤特奇®E100）为掩味材料，采用喷雾干燥法对双黄连制剂原料进行微包埋掩味。将尤特奇®E100和制剂原料以4:5比例溶解于75%的乙醇溶液中，以进风温度75℃、进风风量35m³/h、喷雾风量0.35m³/h、进液速度8mL/min的工艺参数进行喷雾干燥。研究结果显示，经微包埋后双黄连制剂原料口感得到了较大的改善。

微包埋法可能会对药物的释放造成影响，测定微包埋后的双黄连制剂中绿原酸在人工唾液及胃液中的释放行为，见图8-5、8-6，结果显示在唾液中绿原酸的释放度无显著变化，胃液中5分钟内可以迅速释放，累计释放度达100%。因此说明该掩味方法可以有效地掩盖双黄连的苦味，且不影响药物的释放。

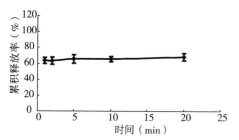

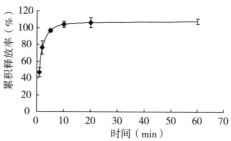

图 8 - 5　微包埋后双黄连制剂中绿原酸
累积释放 - 时间曲线图（人工唾液）

图 8 - 6　微包埋后双黄连制剂中绿原酸
累积释放 - 时间曲线图（人工胃液）

（三）离子交换法

离子交换法[21]对被掩味成分的结构要求较高，高选择性的离子交换掩味法在中药复方中也可加以应用。由于中药的苦味成分多数来源于药材中的生物碱类成分，而生物碱类所带有的阴离子基团大多能与一定型号的阳离子交换树脂相结合。因此，利用树脂对电荷的选择性，可以将带有苦味的生物碱类成分吸附在树脂上，从而达到掩盖苦味的目的。如泻心汤方中含有黄连，黄连中的盐酸小檗碱等生物碱具有难以让患者接受的强烈苦味，采用离子交换法将其中的主要苦味物质生物碱类成分结合到树脂上，使其在口腔中不溶解，从而达到掩味效果。方法如下：

以 IRP88 型树脂与泻心汤水提取液（折合盐酸小檗碱浓度为 0.5mg/mL）在室温下搅拌 2 小时，经喷雾干燥得到泻心汤树脂复合物，将树脂复合物制备成干混悬剂，并添加适量的蜜瓜香精和阿斯巴甜，制得泻心汤干混悬剂。采用人工评价法对泻心汤干混悬剂与原方比较，8 名鉴评员一致认为泻心汤干混悬剂基本没有苦味。考察干混悬剂在人工唾液及人工胃液中的释放度，见图 8 - 7、8 - 8，结果显示唾液中盐酸小檗碱完全不释放，而在胃液中迅速释放，表明泻心汤干混悬剂基本达到掩味目的，且不影响其中主要成分的释放行为。

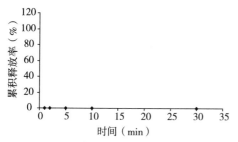

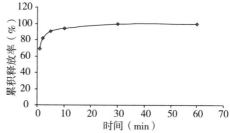

图 8 - 7　泻心汤掩味树脂复合物中的
盐酸小檗碱累积释放率（人工唾液）

图 8 - 8　泻心汤掩味树脂复合物中的
盐酸小檗碱累积释放率（人工胃液）

二、掩味效果评价方法应用实例

掩味后是否达到了改善口感的目的，需要通过口感评价来验证。在初步实验阶段，可以利用8～20人的鉴评小组进行初步评价，得到掩味前后口感的变化数据，而最终选择掩味处方时，应通过临床或模拟临床的大样本人群评价，才具有说服力。对于口感特差，或有一定毒性的药物，在条件允许的情况下，运用仪器评价将更加安全、可靠，得到的结果也更加客观。

通过几个实例介绍如何利用人工评价和仪器评价的方法来评价掩味后制剂的口感。

（一）人工评价方法实例

对采用不同掩味或矫味法处理过的双黄连制剂的口感进行人工评价[31]。组1为包衣掩味制剂，以尤特奇®E100为掩味辅料，采用流化床对双黄连颗粒进行包衣制得；组2为微包埋掩味制剂，以尤特奇®E100为掩味辅料，采用喷雾干燥对双黄连提取物进行微包埋制得；组3为矫味制剂，添加甜味剂和香精制得；组4为纯制剂原料，未添加任何辅料的双黄连提取液，直接真空干燥制得。分别取相同含药量的制剂加等量的水分散，以备评价用。

1. 调查实施方案

选择鉴评员年龄为20～30岁（包括20岁和30岁）；最近两天未饮酒，未吸烟者；两个小时内禁食。调查前鉴评员先用温水漱口，顺次品尝各组药物制剂，每种制剂含于口中约10秒钟，吐出，按数字描述分级法选择苦味程度级别，然后漱口，直至口中无前一种药物的味道。

2. 调查表数据统计及分析

对调查数据进行统计分析，结果见表8-1、8-2、8-3。符合要求的鉴评员为121名，结果显示各种制剂手段处理的双黄连制剂之间有显著性差异，且苦味程度由小到大的顺序为：包衣掩味制剂＜微包埋掩味制剂＜矫味制剂＜纯制剂原料。

表8-1　双黄连制剂及原料苦味等级频数分布

等级	组1	组2	组3	组4
0	63	48	0	0
1	53	63	14	3
2	4	9	70	33
3	1	0	22	32
4	0	1	14	40
5	0	0	1	13

表8-2 双黄连制剂及原料苦味等级频数分布的秩和检验

组别	组1	组2	组3	组4	合计	范围	平均秩	组1秩和	组2秩和	组3秩和	组4秩和
等级0	63.00	48.00	0.00	0.00	111.00	1.00~111.00	56.00	3528.00	2688.00	0.00	0.00
等级1	53.00	63.00	14.00	3.00	133.00	112.00~244.00	178.00	9434.00	11214.00	2492.00	534.00
等级2	4.00	9.0	70.00	33.00	116.00	245.00~360.00	302.50	1210.00	2722.50	21175.00	9982.50
等级3	1.00	0.00	22.00	32.00	55.00	361.00~415.00	388.00	388.00	0.00	8536.00	12416.00
等级4	0.00	1.00	14.00	40.00	55.00	416.00~470.00	443.00	0.00	443.00	6202.00	17720.00
等级5	0.00	0.00	1.00	13.00	14.00	471.00~484.00	477.50	0.00	0.00	477.50	6207.50
合计	121.00	121.00	121.00	121.00	484.00	—	—	14560.00	17067.50	38882.50	46860.00

注：统计检验 $H_c = 340.96$；$df = 3.0$；$P = 0.00$。

表8-3　秩和检验两两比较结果

比较组别	组间差	t 值	显著水平
1 与 2	20.723	2.17	0.03**
1 与 3	201.012	21.08	0.00**
1 与 4	266.942	27.99	0.00**
2 与 3	180.289	18.91	0.00**
2 与 4	246.219	25.82	0.00**
3 与 4	65.930	6.91	0.00**

注：* $P < 0.05$，** $P < 0.01$。

（二）电子舌评价方法实例

1. 电子舌评价不同掩味剂对盐酸小檗碱的掩味效果[21]

采用电子舌比较三种离子交换树脂掩盖盐酸小檗碱苦味的效果。因电子舌的传感器比人的味蕾灵敏得多，在较低浓度下即可响应，因此首先要确定电子舌检测盐酸小檗碱的适宜浓度范围。配制不同浓度的盐酸小檗碱溶液，采用电子舌测定，建立浓度和苦味之间的线性关系，将结果进行 PLS 分析。从图8-9可知，电子舌的响应与盐酸小檗碱浓度在实验涉及的范围0.93～18.63mg/L 内呈线性相关，相关系数 $r = 0.9888$。传感器的 RSD 均在5%以下（表8-4），表明了传感器精密度良好。

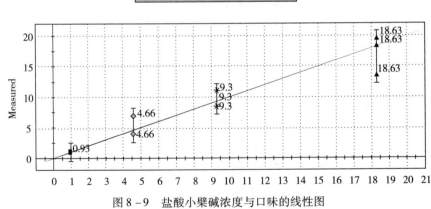

图8-9　盐酸小檗碱浓度与口味的线性图

表 8 – 4　重复测量时传感器的 *RSD*（n = 3）

浓度（mg/L）	ZZ*	AB*	GA*	BB*	CA*	DA*	JE*
0.93	1.3	2.7	3.4	0.5	2.7	1.1	3.4
4.66	1.5	2.2	1.8	0.7	2.7	1.1	3.4
9.30	1.2	2.7	2.4	0.3	2.2	0.5	3.3
18.63	1.8	2.5	0.9	0.3	2.0	0.4	3.2

＊注：电子舌传感器缩写。

取三种盐酸小檗碱树脂复合物及盐酸小檗碱原料，用纯水配制使盐酸小檗碱的浓度在 0.93～18.63mg/L 范围内，置于电子舌上进行检测，检测结果导入 SPSS 软件进行主成分分析，数据经标准化处理后将数据降维，得到主成分得分。各主成分的荷载（表 8 – 5）显示，第 1、2 主成分的百分比已达到 89%，因此以第 1、2 主成分的数据作图，结果见图 8 – 10。由图可知，在纵轴方向上，三种盐酸小檗碱树脂复合物与盐酸小檗碱原料都有较大的距离，而与纯水较为接近，说明三种离子交换树脂都有掩盖苦味的作用，其中 IRP88 盐酸小檗碱树脂复合物距离盐酸小檗碱原料最远，距离纯水最近，表明掩味效果最好。

表 8 – 5　主成分载荷

主成分	总值	变异值（%）	累计变异值（%）
1	49737.821	58.656	58.656
2	26462.701	31.208	89.864
3	6623.028	7.811	97.674
4	1415.826	1.670	99.344
5	456.997	.539	99.883
6	86.844	.102	99.985
7	12.315	.015	100.000

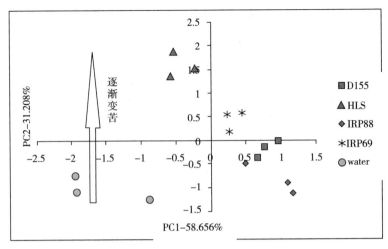

图 8 - 10   以第 1、2 主成分的 PCA 图

2. 电子舌评价双黄连制剂的口感

应用 ASTREE Ⅱ型电子舌和 ASTREE V. 3 统计处理软件，对双黄连制剂进行口感评价。

取含药量相同的双黄连包衣掩味制剂、微包埋掩味制剂、纯制剂原料，用电子舌测定并用电子舌自带软件进行 PCA 分析，见图 8 - 11。结果显示，微包埋制剂和包衣制剂在右侧，二者距离较近，说明两者口感接近。双黄连制剂原料则在 PCA 图的最左侧，说明微包埋制剂和包衣制剂与纯制剂原料的口感完全不同，掩味效果明显。这与人工评价的结果相一致。

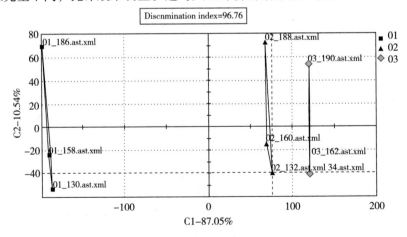

图 8 - 11   双黄连制剂主成分分析图

注：01 为纯制剂原料；02 为微包埋掩味制剂；03 为包衣掩味制剂。

综上所述，人工评价方法实验较繁琐，但由于其评价结果直观，行业认可度较高，至今仍是食品、药品口感评价的常用方法。仪器评价具有灵敏度高、客观性强等优点，特别是对于具有一定毒性的药物或口感极差的药物，用仪器代替人工评价是非常必要的，也是口感评价客观化的趋势所在。但仪器的稳定性、重现性和与人品尝的一致性还有待进一步研究和提升。

参 考 文 献

［1］王优杰，冯怡，徐德生．药物掩味技术的研发进展与应用．中国药学杂志，2006，41（19）：1444 –1448.

［2］周恒刚．味之间的相互关系［J］．酿酒科技，2003，117（3）：25 –26.

［3］王平．人工嗅觉与人工味觉［M］．北京：科学出版社，2000.

［4］张小滨，侯新朴．掩盖药物不良臭味的研究进展［J］．中国医院药学杂志，2003，23（1）：43 –45.

［5］Fuisz R. Taste masked medicated pharmaceutical［P］. US Patent, 5028632, 1991.

［6］黄胜炎．苦味阻滞剂［J］．上海医药，2004，25（10）：446 –447.

［7］Friend D. R. , Ng S. , Sarabia R. E. , et al Taste – Masked Microcapsule Compositions and Methods of Manufacture［P］. US Patent 6139865, 2000.

［8］彭智聪，徐华，卢程，等．用正交法对盐酸小檗碱微囊制备工艺的研究［J］．中国药房，1995，6（5）：14 –15.

［9］Pearnchob N. , Siepmann J. , Bodmeier R. Pharmaceutical applications of shellac：moisture – protective and taste – masking coatings and extended – release matrix tablets［J］. Drug Dev. Ind. Pharm. 2003, 29（8）：925 –938.

［10］Kidokoro M. , Sasaki K. , Haramiishi Y. , et al. Effect of crystallization behavior of poly-ethylene glycol 6000 on the properties of granules prepared by fluidized hot – melt granula-tion（FHMG）［J］. Chem. Pharm. Bull. 2003, 51（5）：487 –493.

［11］Yajima T. , Nogata A. , Demachi M. , et al. Particle design for taste masking using a spray congealing technique［J］. Chem. Pharm. Bull. 1996, 44（1）：187 –191.

［12］Yajima T. , Umeki N. , Itai S. Optimum spray congealing conditions for masking the bitter taste of clarithromycin in wax matrix［J］. Chem. Pharm. Bull. 1999, 47（2）：220 –225.

［13］宋赟梅，平其能，张志燕，等．曲马多药树脂速释混悬剂的研制［J］．中国药科大学学报，2000，31（1）：18 –20.

［14］曹雁平．食品调味技术［M］．北京：化学工业出版社，2002.

［15］张晓鸣．食品感官评定［M］．北京：中国轻工业出版社，2006.

［16］贾林．胰腺癌疼痛的流行病学、临床特征及评估［J］．胰腺病学．2005，5（1）：50 –53.

［17］唐启义，冯明光．实用统计分析及其 DPS 数据处理系统［M］．北京：科学出版社，2002.

［18］余松林．医学统计学［M］．北京：人民卫生出版社，2002.

［19］Wang Y. F., Feng Y., Wu Y., et al. Sensory evaluation of the taste of berberine hydrochloride using an electronic tongue［J］. Fitoterapia. 2013，86：137 – 143.

［20］杜瑞超，冯怡，徐德生，等．电子鼻技术及其在中药行业中的应用前景［J］．中国实验方剂学杂志，2013，19（5）：386 – 389.

［21］吴颖．离子交换树脂用于黄连掩味研究及其电子舌评价方法的建立［D］．上海：上海中医药大学，2011.

［22］杜瑞超，王优杰，吴飞，等．电子舌对中药滋味的区分辨识［J］．中国中药杂志，2013，38（1）：58 – 64.

［23］吴飞，杜瑞超，洪燕龙，等．电子舌在鉴别中药枳实药材产地来源中的应用［J］．中国药学杂志，2012，47（10）：808 – 813.

［24］吴飞，王优杰，洪燕龙，等．中药安慰剂制备和临床使用的研究进展［J］．中国新药杂志，2012，21（18）：2161 – 2164.

［25］唐慧敏，任麒，沈慧凤．苦味评价方法的国内外研究进展［J］．中国新药杂志，2009，18（2）：127 – 131.

［26］Zhang J. Y., Keeney U. P. Taste masking analysis in pharmaceutical formulation development using an electronic tongue［J］. Int J Pharm, 2006, 310：118 – 124.

［27］Alpha M. O. S. Astree Analyzer – Alpha Soft V12 Manual［M］. France, 2008.

［28］杨秀娟．抗帕金森病中药新药"钩芪止颤颗粒"药学研究［D］．上海：上海中医药大学硕士学位论文，2013.

［29］王优杰，冯怡，章波．模糊数学在中药口服液矫味中的应用［J］．中国中药杂志，2009，34（2）：152 – 155.

［30］王优杰，冯怡，徐德生．中药复方掩味技术初步研究［J］．中国中药杂志，2007，32（13）：1285 – 1288.

［31］王优杰，徐德生，冯怡．中药及其制剂苦味评价方法的建立［J］．中国中药杂志，2007，32（15）：1511 – 1514.